診療放射線技師を目指す学生のための
医用超音波論

佐々木 博 共著
飯沼 一浩

コロナ社

は じ め に

　医用超音波の講義を始めた頃，初めて医用超音波を学ぶ学生向けに基礎的なことからわかりやすく解説され，かつ，所定の時間の講義に対応する適切にまとまった教科書あるいは参考書が見当たらなかった。学生にとっては，やはり適切な教科書があるほうが勉強しやすいであろうと考え，独自に教科書を作成して使用してきた。

　年々改訂を行い，新しい技術開発にも対応できるようにしてきたが，今般国際医療福祉大学以外の学生にも利用していただきたいと考え，いままでのものに改訂を加えてコロナ社から出版していただくことになった。

　タイトルに「診療放射線技師を目指す学生のための」としたのは本書の対象を明確にするためである。「知識に命を吹き込むのはなぜかを理解することだ」という考えのもとで，講義では単に知識を教えるのではなく，なぜそうなるのかという「なぜ」を理解してもらうことを重視してきたが，本書でも可能な範囲で「なぜ」を考えられるよう配慮したつもりである。

　本書は超音波診断装置の中の医用機器工学に関する部分の教科書という位置づけであるため，医用超音波検査学・診断学は扱っていない。医用超音波検査学を中心に，画像解剖学，画像診断学や医用画像学関連の実験等で学び，超音波，超音波診断装置，超音波検査および超音波診断について総合的に理解を進めていってほしい。

　各章末には演習問題を掲載している。基礎的事項の確認や知識の応用力の確認に活用してほしい。それらは，診療放射線技師国家試験への対応にも役立つはずである。

　本書の作成に当たって日本超音波医学会名誉会員である竹原靖明先生，および，東芝メディカルシステムズ株式会社より数々のデータのご提供をいただきました。心より感謝申し上げます。

　2015年1月

佐々木　博
飯沼　一浩

目　　　次

1. 超音波と超音波診断法

1.1　音波と超音波 …………………………………………………………………… 1
1.2　超音波診断法の原理 ― 反射法 ………………………………………………… 2
1.3　超音波診断法の特徴 ……………………………………………………………… 2

2. 超音波の物理的基礎

2.1　音波と超音波 …………………………………………………………………… 4
　　2.1.1　音波, 粒子変位, 粒子速度　4　　　2.1.4　正弦波　6
　　2.1.2　縦波と横波　5　　　　　　　　　2.1.5　音　速　7
　　2.1.3　ひずみと音圧　5　　　　　　　　2.1.6　パワーとエネルギー　9
2.2　音波の伝搬 ……………………………………………………………………… 10
　　2.2.1　波面, 平面波と球面波　10　　　　2.2.2　ホイヘンスの原理　11
2.3　音波の反射, 透過, 屈折, 散乱, 減衰 ………………………………………… 11
　　2.3.1　固有音響インピーダンス　11　　　　　レンズ　13
　　2.3.2　反射角と屈折角　12　　　　　　2.3.6　反射と透過　15
　　2.3.3　どうして屈折が起こるのか　13　　2.3.7　散　乱　16
　　2.3.4　臨界角　13　　　　　　　　　　2.3.8　減　衰　17
　　2.3.5　屈折を利用した音波の集束：音響　2.3.9　減衰量　18
2.4　連続波とパルス波 ……………………………………………………………… 20
　　2.4.1　波形とその周波数スペクトル　21　2.4.2　パルス波の伝搬距離と時間　22
2.5　超音波の発生と検出 …………………………………………………………… 23
2.6　音場と指向性 …………………………………………………………………… 26
　　2.6.1　近距離音場と遠距離音場　26　　　2.6.4　アレイ振動子の音場　31
　　2.6.2　遠距離音場の形　27　　　　　　2.6.5　パルス波の音場　33
　　2.6.3　集束音場　30
2.7　超音波ドプラ …………………………………………………………………… 34
　　2.7.1　ドプラ効果　34　　　　　　　　2.7.4　折り返し（エリアシング）現象　39
　　2.7.2　超音波による血流速度の検出　36　2.7.5　連続波ドプラとパルスドプラの
　　2.7.3　連続波ドプラとパルスドプラ　38　　　　特徴　39
　　演習問題 ………………………………………………………………………… 40

3. 表示モードと画像の生成法

3.1 Aモード，Mモード，Bモード ･･･ 44
  3.1.1 Aモード　*44*　　　　　　　　3.1.3 Bモード　*45*
  3.1.2 Mモード　*45*
3.2 グレースケール表示 ･･ 46
3.3 Bモードの生成法 ･･ 47
  3.3.1 リニア走査，コンベックス走査の　　3.3.4 電子集束と音響レンズによる集束
    やり方　*48*　　　　　　　　　　　　　の組合せ　*51*
  3.3.2 セクタ走査と電子偏向　*48*　　　3.3.5 Bモードのリアルタイム性　*51*
  3.3.3 電子集束　*50*
3.4 2Dドプラ ･･ 52
  3.4.1 カラードプラ　*52*　　　　　　　3.4.3 組織ドプラ　*54*
  3.4.2 パワードプラ　*53*
 演習問題 ･･ 55

4. 超音波診断装置の構成

4.1 装置の全体構成 ･･ 57
4.2 電子回路 ･･ 58
  4.2.1 CPU　*58*　　　　　　　　　　　4.2.3 受信系電子回路　*59*
  4.2.2 送信系電子回路　*58*
4.3 操作パネル ･･ 60
 演習問題 ･･ 61

5. 分解能と S/N

5.1 空間分解能 ･･ 63
  5.1.1 距離分解能　*63*　　　　　　　　5.1.2 方位分解能　*65*
5.2 濃度分解能 ･･ 67
5.3 時間分解能 ･･ 67
5.4 速度分解能 ･･ 68
5.5 S/N（信号対雑音比）･･ 70
 演習問題 ･･ 71

6. アーチファクトとその成因

6.1 サイドローブアーチファクト ･･ 72

- 6.2 グレーティングローブアーチファクト 74
- 6.3 多重反射アーチファクト 75
- 6.4 ミラーアーチファクト 76
- 6.5 音響陰影と後方エコーの増強 77
- 6.6 外側陰影 79
- 6.7 屈折によるアーチファクト 79
- 6.8 スライス厚によるアーチファクト 80
- 演習問題 81

7. 適用部位によるプローブの選択とその理由

- 7.1 適用部位と選択されるおもなプローブ 82
- 7.2 プローブの選択とその理由 83
  - 7.2.1 腹部 84
  - 7.2.2 胸部―心臓 84
  - 7.2.3 体表 85
- 7.3 その他の各種プローブ 85
- 演習問題 86

8. 医用超音波技術の進展

- 8.1 高調波イメージング（THI） 88
- 8.2 造影超音波 92
- 8.3 リアルタイム3次元表示 93
- 8.4 超音波エラストグラフィ 95
- 8.5 その他の最近の技術進歩 97
- 演習問題 98

9. 超音波の安全性

- 9.1 強力超音波の医療応用 99
- 9.2 超音波の機械的作用と熱的作用 100
  - 9.2.1 超音波の機械的作用 100
  - 9.2.2 超音波の熱的作用 100
- 演習問題 101

索引 102

1. 超音波と超音波診断法

1.1 音波と超音波

　われわれが話をしているときの声は咽頭で空気の振動を作り出し，それが耳に到達して声として認識されている。声は空気の振動が波として空気中を広がっていくもので，これは音波である。音波とは振動を伝えるもの（これを媒質という）が振動し，その振動が近接する媒質を振動させることをつぎつぎと繰り返すことで，波として伝わっていくことである。

　単位時間当りの振動回数を周波数といい，単位はサイクル／秒（cycle/s）あるいはヘルツ（Hz）で表される。

　声はわれわれの耳で聞こえるが，周波数があるレベル以上高い場合や低い場合はわれわれの耳では聞こえなくなる。人間の耳に聞こえる周波数範囲の音を可聴音という。人間の耳には聞こえない，周波数の高い音波のことを超音波という。可聴音の周波数範囲は，個人差もあるがおよそ 16 Hz 以上 20 kHz 以下である（**図 1.1**）。

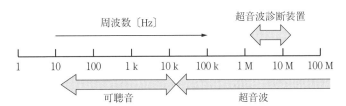

図 1.1　可聴音と超音波および超音波診断装置が利用する超音波の周波数帯

　音波が伝わる速さは媒質によって異なる。空気中ではおよそ 340 m/s（より正確には $331.5+0.6T$：T は気温）で，これを時速に直すと 1 224 km/h となる。水の中では 1 520 m/s（水温 30℃のとき），すなわち 5 500 km/h で，空気中の音速と比べると約 4.5 倍になる。

　超音波診断装置で利用している超音波の周波数は，特殊な場合を除いておよそ 2.0 MHz から 15 MHz の範囲であり，可聴音に比べるとはるかに周波数が高く，超音波の領域にある。

1.2　超音波診断法の原理 ― 反射法

　山に向かって「ヤッホー」と叫ぶと少し時間をおいて「ヤッホー」というエコー（こだま，やまびこ）が返ってくる。超音波診断法の基本的な原理はこのエコーと思ってよい（**図1.2（a）**）。山が近いとエコーはすぐ返ってくるが，山が遠いと少し時間をおいてからエコーが返ってくる。山がないと「ヤッホー」と叫んでもエコーは返ってこない。声は音波であり，音波を反射する物体（反射体）があるとエコー，つまり反射した音波が返ってきて耳に聞こえるので反射物体の存在がわかり，反射して返ってくるまでの時間から反射物体までの距離がわかる。

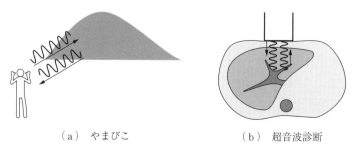

（a）　やまびこ　　　　　　（b）　超音波診断

図1.2　超音波診断法の原理

　身体の中に超音波を発射しても同じことが起こる。身体の中に超音波を反射するものがあると反射波が返ってくるので，超音波を反射するものがあることがわかる。反射波の強さは反射するものの性質を反映している。超音波を送信した方向と反射波が返ってくる時間とから，その反射を起こしたものがどの方向のどの深さにあるかがわかる。基本的には，このエコーの原理で超音波診断法は成り立っている（図（b））。このため，超音波診断装置をエコー装置あるいは単にエコーということがある。超音波診断法で用いている反射法の原理は，潜水艦のソナーや魚群探知機，あるいは金属探傷機などで医用応用以前から使われていた。

1.3　超音波診断法の特徴

超音波診断法の長所としては
　① 放射線被ばくの心配がなく安全であり，妊婦や胎児の診断にも使えること
　② 軟部組織の描出能に優れていること
　③ リアルタイムで画像が得られること
　④ 得られる画像断面の自由度が大きいこと

⑤ 身体に当てて超音波の送受信を行うプローブ（探触子）を選択することで多様な目的に使えること
⑥ 装置が小型で容易に移動可能なこと
⑦ 他の画像診断装置に比べて安価なこと

などがあげられる。一方，欠点としては

① 視野（画像の空間的広がり）が狭く，かつ，得られる画像断面の自由度が高いために解剖学的な位置がわかりづらいこと
② 骨の影や肺野は見ることができないこと
③ 画像の良し悪しが操作者の手技に依存すること

などがあげられる。

超音波診断法には多くの長所があるため，超音波診断装置は診断に欠くことのできない装置となっている。

なお，後でも説明するが，超音波もその強さをどんどん大きくしていけば生体組織に損傷を与える。超音波診断装置が安全なのは超音波の強さを安全な範囲に限定しているからである。

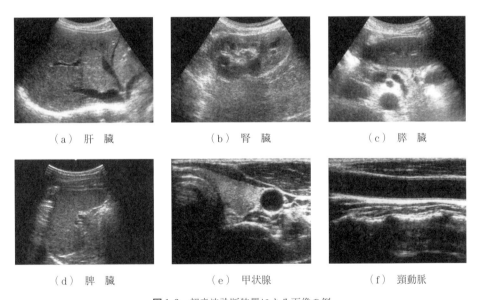

(a) 肝臓　　(b) 腎臓　　(c) 膵臓

(d) 脾臓　　(e) 甲状腺　　(f) 頸動脈

図 1.3　超音波診断装置による画像の例

2. 超音波の物理的基礎

　超音波診断法の理解には，超音波の物理的基礎を理解しておくことがきわめて重要である。本章では，超音波の物理的基礎について解説する。

2.1　音波と超音波

2.1.1　音波，粒子変位，粒子速度

　われわれは，会話や音楽などで日常的に音波に接している。音波にはそれを伝えるものが必要で，それを**媒質**という。媒質のない真空中では音は伝わらない。**図2.1**に示すように，水面に石を投げ入れると同心円状の輪ができ，それが周りに広がっていくのを見たことがあるだろう。これは水が音波を伝える媒質となって，石を投げ入れたことによる水の振動が周囲に伝わっていく様子を示している。このように，媒質を構成している物質が振動して，その振動がつぎつぎと伝わっていくのが**音波**である。このとき波の様子の時間的変化を見ると，**図2.2**に示すように，波の山と谷は時間とともに進んでいくが，水面の木の葉はもとの位置のままで上下に振動しているだけである。媒質のある点を**粒子点**といい，粒子点の静止位置からの移動を**変位**あるいは**粒子変位**という。また，粒子点の移動の速度，図2.2でいうと木の葉の上下への移動速度のことを**粒子速度**という。このように，媒質の各点が移動を繰り返して振動しそれが伝搬していくのが音波である。波の山から山，あるいは谷から谷までの距離を**波長**といい，平衡位置からの粒子変位の最大値を粒子変位の**振幅**という。

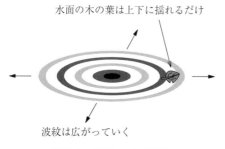

図2.1　水面にできる波紋

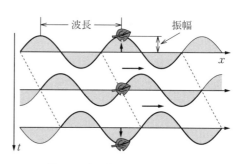

図2.2　波の進行と木の葉の動き

図 2.1 の波の伝搬を観察すると，波の山谷が時間とともに広がっていくのがわかる。波のある点，例えば山が進む速さを音の進む速さすなわち**音速**という。音速については後述するが，音速と粒子速度はまったく異なるので注意する必要がある。

2.1.2 縦波と横波

音波には縦波と横波がある[†]。**図 2.3** は，静止状態では媒質中の格子点上にある各点が音波の伝搬によってどのように変位するかを矢印で示したものある。図 (a) では，媒質内の各点の変位は音波の進行方向に対して垂直である。このような音波を**横波**という。図 (b) では，媒質内の各点の変位は音波の進行方向と平行である。このような音波を**縦波**という。この図を見てわかるように，縦波の場合は点が粗になっている部分と密になっている部分とがあることから縦波のことを**粗密波**ともいう。縦波は固体中だけでなく，気体や液体中でも伝わる。一方，横波は固体中を伝搬するが，一般に気体や液体では伝わらない。

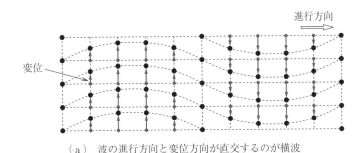

(a) 波の進行方向と変位方向が直交するのが横波

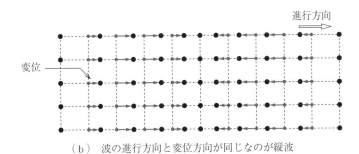

(b) 波の進行方向と変位方向が同じなのが縦波

図 2.3 横波と縦波：進行方向と粒子変位の方向

2.1.3 ひずみと音圧

変位の大きさが場所によって異なると，その媒質にはひずみが発生する。ある点 x での

[†] その他の波：縦波と横波以外にも音波がある。図 2.1 の水面にできる波は表面だけに存在する音波で，これを表面波という。表面波と同じように二つの媒質の境界に局在する音波もあり，これを境界波という。また，二つあるいはそれ以上の境界にまたがって存在する音波もある。

粒子変位が u で，$x+\Delta x$ の点での粒子変位が $u+\Delta u$ であるとき

$$S = \frac{\Delta u}{\Delta x} \tag{2.1}$$

を点 x での**ひずみ**という。S は strain の頭文字である。ある時刻 t での粒子変位が u で，$t+\Delta t$ の時刻の粒子変位が $u+\Delta u$ であるとき

$$v = \frac{\Delta u}{\Delta t} \tag{2.2}$$

が先に説明した粒子速度である。音波が伝搬していると，図2.3で見たように場所によって変位の大きさが異なるのでひずみが存在していることになる。一般に，ひずみがあるとひずみに比例した力

$$T = \bar{c} S \tag{2.3}$$

が発生する。T を**応力**といい，微小面積に働く単位面積当りの力である。比例係数 $\bar{c}$ を**弾性定数**という（通常は c を用いるが，本書では音速に c を用いるので，これと区別するために $\bar{c}$ とする）。T は tension の頭文字である。音波の伝搬に伴って発生する力を音波に伴う圧力という意味で**音圧**という。圧力（pressure）という意味で記号 p を用いることが多い。音波の伝搬に伴って変位の空間的・時間的な周期的変動が起こるので，ひずみも音圧も空間的・時間的に周期的に変動することになる。

2.1.4　正　弦　波

振動周波数と振幅が一定で時間的に連続している音波の場所 x，時間 t の音圧 $p(x, t)$ はつぎのように表すことができる。

$$p(x, t) = p_m \sin\left(\frac{2\pi}{\lambda} x - 2\pi f t\right) = p_m \sin(kx - \omega t)$$
$$= \sqrt{2}\, P \sin(kx - \omega t) \tag{2.4}$$

ここに，p_m は振幅，λ は波長，f は周波数，$k = 2\pi/\lambda$ は波数，$\omega = 2\pi f$ は角周波数[†]である。また，P は音圧の実効値である。粒子変位 $u(x, t)$，粒子速度 $v(x, t)$ についても同様につぎのように表現できる。

$$u(x, t) = u_m \sin(kx - \omega t) = \sqrt{2}\, U \sin(kx - \omega t) \tag{2.5}$$

[†] ラジアンについて：正弦波の式 (2.4) の sin の角度はラジアンである。ラジアンとは角度を単位円（半径1の円）の円弧の長さで測る方法である。360°に相当する円周の長さは，半径を r とすると $2\pi r$，$r=1$ とすると 2π になる。

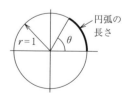

$$v(x,t) = \frac{du}{dt} = -\omega u_m \cos(kx - \omega t)$$
$$= -v_m \cos(kx - \omega t) = -\sqrt{2}\,V \cos(kx - \omega t) \tag{2.6}$$

ここに，U，V は粒子変位および粒子速度の実効値である。音圧 P，粒子変位 U，粒子速度 V の間にはつぎの関係がある。

$$P = \rho c V = zV \tag{2.7}$$
$$V = \omega U \tag{2.8}$$

ここに，ρ は媒質の密度，z は媒質の**固有音響インピーダンス**である。

式 (2.4)，(2.5)，(2.6) のように正弦関数で表せる波を**正弦波**という。図 2.4 (a) はある点での正弦波の時間的変化を表したものである。音圧は時間に対する正弦関数になっている。このとき山から山あるいは谷から谷までの時間を**周期**といい，通常 T で表す。一方，図 (b) はある時刻における音圧の空間的な変化を表したものである。音圧は距離 x に対する正弦関数になっている。このとき山から山あるいは谷から谷までの距離が**波長** λ である。

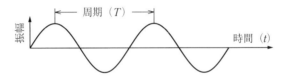

（a）ある位置での正弦波の時間的変化

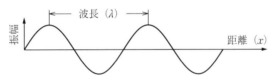

（b）ある時間の正弦波の空間的変化

図 2.4　正弦波の時間的変化，空間的変化

2.1.5 音　　速

図 2.5 は，正弦波の 2 波長分の時間的・空間的変化を示すものである。時間の経過とともに波は進行していく。1 周期の時間が経過すると点 A で最初振幅がゼロであった波はちょうど 1 波長進んでいることが見て取れる。これは，ある点で波が 1 周期になるのはその時間の間に 1 波長分の波がその点を通過していくからであるということを表している。つまり，周期 T の間に波は波長 λ だけ進むということである。これから音速 c は

$$c = \frac{\lambda}{T} \tag{2.9}$$

となることがわかる。周波数 f は単位時間に何個の周期があるかということであるから，

8　　2. 超音波の物理的基礎

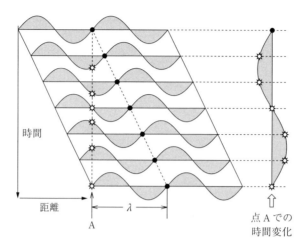

図 2.5　正弦波の時間的・空間的な変化

$$f = \frac{1}{T} \qquad (2.10)$$

である。式 (2.9), (2.10) から

$$c = f\lambda \qquad (2.11)$$

となる。また，音波が時間 t の間に伝搬する距離 L は

$$L = ct \qquad (2.12)$$

となる。式 (2.9) 〜 (2.12) は音波に限らず波動の最も基本的な式なので，以上の説明からなぜこうなるのかを理解し，これを自由に使えるようにすることが必要である。

　（**a**）　**音波を表すおもな物理量の記号と単位**　　音波を表すおもな物理量の記号と単位を**表** 2.1 に示す。音速には v を用いる場合と c を用いる場合がある。本書では音速に c を用いており，v は粒子速度に用いている。周波数の単位にはヘルツ（Hz）が用いられるが，ディメンションは時間 t の逆数 t^{-1} であることには注意が必要である。また，μ（マイクロ），k（キロ），M（メガ）がよく出てくるが，μ は 10^{-6}，k は 10^3，M は 10^6 である。

表 2.1　音波を記述するおもな物理量の記号と単位

物理量	記号	単位	物理量	記号	単位
周波数	f	s^{-1}（Hz）	応　力	T	N/m^2
周　期	T	s	ひずみ	S	
波　長	λ	m	粒子変位	u	m
音　速	c	m/s	粒子速度	v	m/s

　（**b**）　**生体内を伝搬する超音波の音速と波長**　　超音波診断装置では，生体軟部組織を伝搬する超音波の音速を 1 530 〜 1 540 m/s として扱っている。これは温度が 40 〜 45℃ の水の音速に相当する†。実際の生体組織の音速は組織によって異なっている（**表** 2.2）。超音

表2.2　生体組織の音速

組織	音速 [m/s]
脂肪	1 460
肝臓	1 555
腎臓	1 565
筋肉	1 600
頭蓋骨	4 080
血液	1 560

（出典　Sabdra L. Hagen-Ansert：The Textbook of Diagnostic Ultrasonography, Third Edition, p.4, The C.V.Mosby Company, 1989）

波診断装置では，周波数 2.0～15 MHz 程度の超音波を用いている。

音速を 1 530 m/s とすると波長は 2.0 MHz のときおよそ 0.77 mm，10 MHz のときおよそ 0.15 mm となる。

2.1.6　パワーとエネルギー

音波が伝搬していると媒質には力が働き，粒子点の移動すなわち粒子変位が起こる。基礎物理学で学んだように，力とその力による移動距離の積は仕事である。したがって，媒質の各部分を考えると音波によって力と粒子変位の積で決まる仕事が発生していることになる。**この仕事が音波のエネルギーすなわち音響エネルギーであり，音響パワーは単位時間当りの仕事である。** 音波が正弦波であるとき，ある点 x での単位面積当りの音響エネルギー E_A と音響パワー P_A はつぎのように表せる。

---

†　（前ページ）水の音速はつぎの表とグラフに示すような温度依存性を示す。

水の音速の温度依存性

水温 [℃]	音速 [m/s]
0.000	1 403
5.000	1 427
10.00	1 448
15.00	1 466
20.00	1 483
25.00	1 497
30.00	1 509
35.00	1 520
40.00	1 529
45.00	1 537
50.00	1 543
55.00	1 548
60.00	1 551
65.00	1 554
70.00	1 555

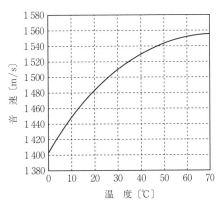

水の音速の温度依存性

$$E_A = \int_0^t p(t)v(t)\,dt \tag{2.13}$$

$$P_A = \frac{1}{T}\int_0^T p(t)v(t)\,dt = PV = zV^2 = \frac{P^2}{z} \tag{2.14}$$

▶▶▶応用・発展

機械系と電気系のアナロジー：機械系と電気系には，表2.3に示すようなアナロジー（類似性）がある。

表2.3 電気系と機械系のアナロジー

電気系			対応	機械系		
物理量	記号	単位		物理量	記号	単位
電圧	V	V（ボルト）	⇔	力	F	$kg \cdot m/s^2$
				音圧	P	$kg/(m \cdot s^2)$
電荷	Q	C（クーロン）	⇔	粒子変位	U	m
電流	$I = \dfrac{dQ}{dt}$	A（アンペア）	⇔	粒子速度	$V = \dfrac{dU}{dt}$	m/s
インピーダンス	$Z = \dfrac{V}{I}$	Ω（オーム）	⇔	音響インピーダンス	$Z = zS = \left(\dfrac{P}{V}\right)S$ $= \rho cS$	kg/s
				固有音響インピーダンス	$z = \dfrac{P}{V} = \rho c$	$kg/(m^2 \cdot s)$
パワー（電力）	$P = VI = \dfrac{V^2}{Z}$	W（ワット）	⇔	単位面積当りの音響パワー	$P_A = PV = \dfrac{P^2}{z}$	kg/s^3

電圧と音圧，電荷と粒子変位，電流と粒子速度，インピーダンスと音響インピーダンスの対応関係を用いると，電気回路での扱い方を機械系にそのまま適用できるので非常に便利である。

2.2 音波の伝搬

2.2.1 波面，平面波と球面波

波が伝搬する最先端の面を**波面**といい，一般に波は波面に垂直な方向に伝搬する。**図2.6**（a）は点音源から波が伝搬していく様子を模式的に示すものである。音波は球面状に広がっていく。これを**球面波**といい，球面波は広がるに従って音圧振幅は弱まっていく。一方，図（b）は平らな平板状の音源から放射された音波の伝搬の様子を示すものである。2.6節で説明するが，ある条件のもとでは図のように平らな波面を維持したまま伝搬していく。このような波を**平面波**という。平面波とみなせる範囲では空間的に広がらないので，媒質に減衰がなければ音圧は低下しない。

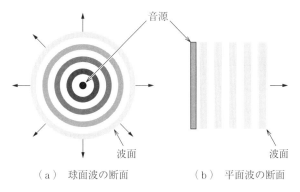

(a) 球面波の断面　　　(b) 平面波の断面

図 2.6　球面波と平面波

2.2.2　ホイヘンスの原理

波の伝搬についての考え方として**ホイヘンスの原理**がある。

「音源を無限の数の点音源の集合と考える。各点音源から球面波が放射され，それらの重なりで波面が形成される。形成された波面を無限の点音源がある新たな音源と考え，各点音源から球面波が放射されてそれらの重なりでつぎの波面が形成されるとする。これを繰り返すことで波が伝搬していく。」

これがホイヘンスの原理であり，**図 2.7**に示す。シンプルな考え方であるが，これで反射や屈折など多くの現象が理解できる。

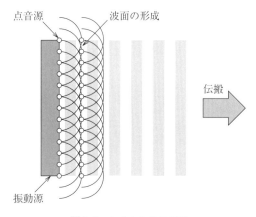

図 2.7　ホイヘンスの原理

2.3　音波の反射，透過，屈折，散乱，減衰

2.3.1　固有音響インピーダンス

音波の反射・透過を考えるとき必要になる物理量として**固有音響インピーダンス**がある。

固有音響インピーダンスは z で表されるが，これは次式に示すように，媒質の密度 ρ と音速 c の積によって与えられる物質固有の値である。

$$z = \rho c \tag{2.15}$$

表 2.3 に示したが，一般に固有音響インピーダンスに音波が作用する面積を掛けたものを**音響インピーダンス**というので，固有音響インピーダンスは単位面積当りの音響インピーダンスである。しかし，「固有音響インピーダンス」の「固有」を省略して単に「音響インピーダンス」といっている場合が多い。

代表的な材料の固有音響インピーダンスのおよその値を**表 2.4** に示す。

表 2.4 材料の音速・密度・固有音響インピーダンス

材料	音速 $[\times 10^3 \text{ m/s}]$	密度 $[\times 10^3 \text{ kg/m}^3]$	固有音響インピーダンス $[\times 10^6 \text{ kg/(m}^2\cdot\text{s)}]$
水	1.5	1.0	1.5
ポリウレタン (rp-6400)	1.5	1.04	1.56
シリコーンゴム (RTV-116)	1.02	1.1	1.12
ガラス (石英)	5.5	2.2	12.0
空 気	0.34	1.3×10^{-6}	4.45×10^{-10}

2.3.2 反射角と屈折角

図 2.8 に示すように，二つの媒質の平らな境界に超音波が入射すると一部は反射し，一部は屈折して透過していく。入射角 θ_i，反射角 θ_r，屈折角 θ_t とすると

$$\theta_i = \theta_r \tag{2.16}$$

$$\frac{\sin \theta_i}{\sin \theta_t} = \frac{c_1}{c_2} \tag{2.17}$$

となる。つまり，入射角と反射角は等しく，入射角の sin と屈折角の sin の比は入射側の音速と透過側の音速の比に等しい。式 (2.17) で示される関係を**スネルの法則**という。

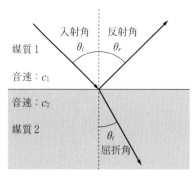

図 2.8 反射と屈折

2.3.3 どうして屈折が起こるのか

図2.9に$c_1>c_2$の境界に音波が入射した場合の音波の様子を示す。この場合の音波の伝搬をホイヘンスの原理で考える。図（a）のように音波が境界に垂直に入射した場合，入射波が境界面に達したとき境界面上には波面の揃った無数の音源があるので，媒質2にそれらの音源が作る新たな波面は境界面に平行になる。したがって，音波は直進する。しかし，図（b）のように音波が斜めに入射すると，媒質1と2で音速が異なるので，境界面上の入射波の音源が媒質2側に作る波面は媒質1の波面に対して傾く。媒質2では，この傾いた波面に垂直に音波が伝搬するので進行方向が変わる，すなわち屈折することになる。

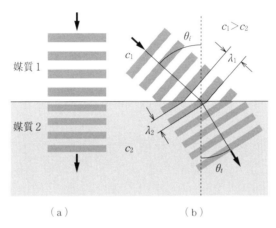

図2.9　音波の屈折

この図2.9から，$\lambda_1/\sin\theta_i = \lambda_2/\sin\theta_t$であることがわかる。これに$\lambda=c/f$の関係を入れると，式(2.17)のスネルの法則が導ける。このように，ホイヘンスの原理で考えるとなぜ屈折が起こるのか，また屈折でなぜスネルの法則が成り立つのかがよく理解できる。

2.3.4　臨　界　角

音速の遅い媒質1から音速の速い媒質2に入射するとき（$c_1<c_2$），**図**2.10に示すように，ある入射角で屈折角が90°になる。これ以上入射角が大きくなると屈折角は90°以上になれないので，音波は媒質2に入れずすべて反射する。この限界の角度を**臨界角**といい，次式で表される。

$$\sin\theta_c = \frac{c_1}{c_2} \tag{2.18}$$

2.3.5　屈折を利用した音波の集束：音響レンズ

屈折を利用して音波を集束させることが可能で，これを**音響レンズ**という。超音波診断装

14　　2. 超音波の物理的基礎

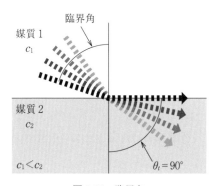

図 2.10　臨界角

置でも使われている。超音波を集束させるには，図 2.11 に示すような音速が媒質の音速より小さい材料を円柱の一部を切った形にしたものを用いる。これは光学レンズの円筒レンズに相当する。円筒レンズに図の左側から垂直に入射した音波はレンズの表面に到達すると，その表面の接線に対する入射角 θ_i で境界面に入射することになるので，式 (2.17) のスネルの法則で決まる屈折角 θ_t で媒質に出ていくことになる。

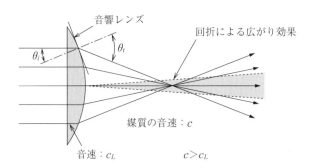

図 2.11　音響レンズによる屈折を利用した超音波の集束

　レンズに入射する位置によってレンズ表面の接線の傾きが異なるので，屈折角も異なる。レンズの形状が円筒面になっていると，媒質に出た音波はほぼ 1 点で交わるようになる。これが音響レンズによる超音波の集束であり，超音波診断装置用のプローブに用いられている。音響レンズの材料としては，音速がおよそ 1.0×10^3 m/s のシリコーンゴムに音響インピーダンス調整用の充填剤を混合させた材料が用いられることが多い。
　超音波を集束させた場合に超音波の進む方向はほぼ 1 点で交わるが，その点での超音波ビームの幅が点になるわけではない。後で音場の項で説明するが，振動子の口径と超音波の周波数とで決まる回折による広がり効果がある。そのため，集束点でのビーム幅は回折による広がり効果によって決まるある幅を持つことになるので，誤解をしないようにしてほしい。

2.3.6 反射と透過

固有音響インピーダンスの異なる媒質の境界に音波が入射すると，一部は反射され一部は透過する。固有音響インピーダンスが z_1 の媒質と固有音響インピーダンスが z_2 の媒質の境界面に z_1 側から垂直に入射する場合，入射する音波の音圧振幅を p_i，反射する音波の音圧を p_r，透過する音波の音圧を p_t とすると，**音圧反射係数** R はつぎのように表される。

$$R = \frac{p_r}{p_i} = \frac{z_2 - z_1}{z_2 + z_1} \tag{2.19}$$

また，**音圧透過係数** T はつぎのように表される。

$$T = \frac{p_t}{p_i} = \frac{2z_2}{z_2 + z_1} \tag{2.20}$$

式 (2.19) を見てわかるように，音波の反射は固有音響インピーダンスに差がある場合に起こる。仮に，密度や音速が異なっていても，固有音響インピーダンスが等しければ反射は起こらない。生体組織の固有音響インピーダンスは水に近い。体内に空気があると空気の固有音響インピーダンスは表 2.4 に示したように極端に小さいので，反射係数は -1.0 になり，ほとんど反射されてしまうことになる。式 (2.19), (2.20) は音圧の反射係数と透過係数である。これに対して**パワーの反射率**（R_P と表す）と**パワーの透過率**（T_P と表す）はつぎのようになる。

$$R_P = R^2 \tag{2.21}$$

$$T_P = \left(\frac{z_1}{z_2}\right) T^2 = 1 - R \tag{2.22}$$

入射波と反射波は同じ媒質中なので，パワーは音圧の 2 乗に比例し音圧反射係数の 2 乗がパワーの反射率になる。しかし，入射波と透過波は固有音響インピーダンスの異なる媒質を伝搬するので，音圧透過係数の 2 乗はパワー透過率にはならないので注意が必要である。

▶▶▶応用・発展

境界に斜めに入射する場合の音圧反射係数・透過係数：境界に斜めに入射する場合の音圧反射係数，音圧透過係数はつぎのようになる。この式を暗記する必要はないが，入射角が大きくなるにつれて反射係数，透過係数がどうなるのかは頭に入れておいたほうがよい。

$$R = \frac{z_2 \cos\theta_i - z_1 \cos\theta_t}{z_2 \cos\theta_i + z_1 \cos\theta_t} \tag{2.23}$$

$$T = \frac{2z_2 \cos\theta_i}{z_2 \cos\theta_i + z_1 \cos\theta_t} \tag{2.24}$$

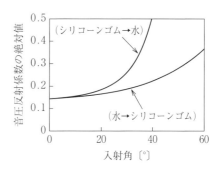

図 2.12 音圧反射係数の入射角依存性

図 2.12 に音圧反射係数の入射角依存性の計算

結果の例が示されているが、入射角が大きくなるにつれて音圧反射係数は大きくなっていく。

2.3.7 散　　乱

音響インピーダンスの異なる微小な物体が多数存在すると，そこに入射した音波は四方八方に散乱される。生体内組織も微小な組織構造から成り立っているので，超音波が生体組織を伝搬すると微小な組織構造で散乱される。生体内での散乱の例として血液を考えると，血液には血漿中に多数の赤血球がある。赤血球は，**図 2.13** に示すように，直径が 7 〜 8 μm で厚さが 2 μm 程度の扁平な円板構造をしている。大きさは超音波診断装置で用いる超音波の波長に比べて十分小さい。また，その数は血液 1 立方 mm（1 μl）中におよそ 400 万〜500 万個である。これが超音波を散乱する。

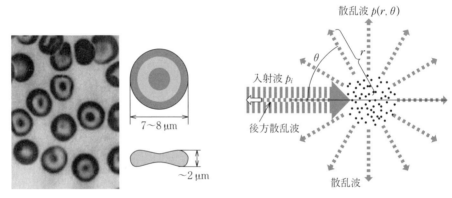

図 2.13　赤血球の形と大きさ　　　　　図 2.14　散乱の模式図

超音波の散乱の様子を模式的に示したものが **図 2.14** である。散乱は四方八方に起こるが方向によってその強さは変わる。微小物体の大きさが波長の 1/10 以下の場合，散乱は **レイリー散乱** と呼ばれ，入射波 p_i に対する散乱波の角度を θ，散乱点からの距離を r とすると散乱波の音圧 $p(r, \theta)$ は次式で与えられる。

$$\left| \frac{p(r,\theta)}{p_i} \right| = \frac{2\pi Q \sqrt{N}}{\lambda^2 r} \left\{ \frac{\Delta c}{c} + \frac{\Delta \rho}{\rho} \cos^2\left(\frac{\theta}{2}\right) \right\} \tag{2.25}$$

ここに，Q は微小物体の体積，N は微小物体の散乱を起こす体積中の数，Δc と $\Delta \rho$ は周囲と微小物体音速および密度の差である。したがって，後方 $\theta = 0°$ に散乱される音圧はつぎのようになる。

$$\left|\frac{p(r,0)}{p_i}\right| = \frac{2\pi Q\sqrt{N}}{\lambda^2 r}\left\{\frac{\Delta c}{c}+\frac{\Delta \rho}{\rho}\right\} = \frac{2\pi Q\sqrt{N}}{\lambda^2 r}\frac{\Delta z}{z}$$

$$\propto f^2\sqrt{N}\frac{\Delta z}{z} \tag{2.26}$$

ここで，$z=\rho c$，$\Delta z=\rho\Delta c+c\Delta\rho$ を用いている．式 (2.25) や式 (2.26) を暗記する必要はない．しかし，後方散乱波の音圧は

① 周囲と微小物体の固有音響インピーダンスの差に比例すること
② 周波数の2乗に比例すること
③ 微小物体の数の平方根に比例すること

はよく理解しておく必要がある．超音波診断装置では，組織境界からの反射波とともに後方に散乱される散乱波をも受信しており，組織内部からの信号の多くは散乱による信号である．

▶▶▶応用・発展

空はなぜ青いか？：天気の良い日は美しい青空が広がる．太陽光は白色光なのになぜ空が青くなるのだろうか？ 式 (2.25) を見ると散乱音圧は波長の2乗に逆比例している．**パワーは音圧の2乗であるから散乱波のパワーは波長の4乗に逆比例する**．同様に，散乱される光の強さは光の波長の4乗に逆比例することになる．われわれが見ている空からは大気中の分子で散乱された光が地表に注いでいる．青い光は波長が短いから波長の長い赤い光に比べて強く散乱され，波長の長い赤い光よりも多く地表に降り注ぐ．そのために空が青く見える．逆に，朝夕は太陽光が大気中を長い距離伝搬して地表に達する．波長の短い青い光は伝搬中に散乱で減衰し，散乱の弱い波長の長い赤い光が到達する．だからきれいな朝焼け，夕焼けが見えることになる．式 (2.25) をこのようなことがらと対応させて理解しておくとわかりやすい．

2.3.8 減　　衰

超音波は，一般に伝搬するに従ってだんだん振幅が小さくなっていく．これを**減衰**という．減衰にはいくつかの要因がある．それを表にしたものが**表2.5**である．

超音波によって媒質が振動するとその振動エネルギーの一部が熱に変わることで媒質に吸収される．これが吸収による減衰で，生体組織では支配的な減衰要因である．媒質中に微小な散乱体が多数あると超音波は四方八方に散乱され，進行方向では減衰する．これが散乱による減衰である．回折によって超音波が空間的に広がると，距離に逆比例して振幅が小さくなる現象が回折による広がりによる減衰で，光が空間的に広がることによって弱くなるのと同じ現象である．反射による減衰は，異なる固有音響インピーダンスを有する媒質の境界で超音波の一部が反射されてしまうことによる減衰である．式 (2.19) あるいは式 (2.20) で示

18   2. 超音波の物理的基礎

表 2.5 超音波の減衰の要因

減衰の要因	特徴	周波数依存性
(1) 吸　収	媒質が振動しそのエネルギーが熱に変わることによる減衰	周波数が高いほど大きい
(2) 散　乱	微小物体で散乱されて一部が方向を変えることによる進行方向での減衰	周波数が高いほど大きい
(3) 回折による広がり	超音波が空間的に広がることによって音圧が距離に逆比例して減衰する	同じ口径では周波数が低いほど回折による広がりが大きくなり，減衰が大きくなる
(4) 反　射	超音波が反射で一部が方向を変えることによる進行方向の減衰	周波数に依存しない
(5) 非線形効果	媒質の非線形効果で高調波が励起されることによって基本波が減衰する	周波数が高いほど大きい

されるように，反射・透過は固有音響インピーダンスで決まるので周波数依存性はない。散乱による減衰は前項で説明したように周波数が高いほど減衰は大きくなる。非線形効果[†]による減衰は音圧が大きい場合に起こる非線形効果で，高調波が発生し基本波成分が減衰する現象である。周波数が高いほど大きくなる。

2.3.9 減　衰　量

回折による広がりや非線形効果が無視できる場合について，一様な媒質を伝搬する超音波は図 2.15 にその例を示すように指数関数的に減衰する。

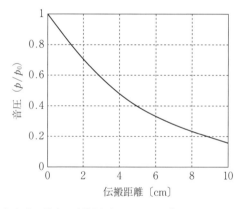

図 2.15 超音波の減衰の計算例（$\alpha_0 = 0.45\,\mathrm{dB/cm}$, $f = 3.5\,\mathrm{MHz}$ の場合）

最初の音響パワーが P_0 で距離 x だけ伝搬し，指数関数的に減衰して音響パワーが $P(x)$ になった場合，$P(x)$ は減衰定数 α を用いてつぎのように表すことができる。

$$P(x) = P_0 10^{-(\alpha/10)} \tag{2.27}$$

式 (2.27) を書き換えるとつぎのようになる。

---

† 非線形効果については 8.1 節で説明する。

$$a = \alpha x = -10\log_{10}\left\{\frac{P(x)}{P_0}\right\} = 10\log_{10}\left\{\frac{P_0}{P(x)}\right\} \tag{2.28}$$

$$\alpha = \frac{1}{x}10\log_{10}\left\{\frac{P_0}{P(x)}\right\} = \frac{1}{x}20\log_{10}\left\{\frac{p_0}{p(x)}\right\} \tag{2.29}$$

ここで，常用対数を用いたのは減衰を表す単位として常用対数を用いたデシベル（dB）[†1]が一般に用いられるからである[†2]。式 (2.28) の $a = \alpha x$ は距離 x を伝搬したときの減衰量で単位はデシベル（dB）である。α は単位長さ当りの減衰量で，長さの単位を cm とすると，単位は dB/cm となる。また，式 (2.29) で音響パワー P の比から音圧 p の比にしたときに $10\log$ から $20\log$ に変わるのは音響パワー P が音圧 p の 2 乗に比例するからである。

音圧比，音響パワー比と dB 値との関係を**表 2.6** に示す。常用対数なので音圧が 1/10 なら減衰は 20 dB，音圧が 1/100 なら減衰は 40 dB というようにわかりやすい。

表 2.6 音圧比，音響パワー比と減衰量の dB 値

音圧比	$1/\sqrt{2}$	1/2	1/10	1/100
音響パワー比	1/2	1/4	1/100	$1/10^4$
減衰〔dB〕	3.0	6.0	20	40

生体組織での減衰　表 2.5 で示したように減衰にはいろいろな要因があるが，組織固有の減衰，すなわち回折による広がりや非線形効果の影響がない場合の減衰は，組織による吸収と散乱がその要因となる。一般に，超音波の減衰は周波数が高くなると大きくなるが，超音波診断に使われる周波数帯の生体組織固有の減衰はほぼ周波数に比例する。そこで，生体組織の減衰定数を単位周波数，単位長さ当りの減衰定数 α_0 を用いてつぎのように表す。

$$\alpha = \alpha_0 f \tag{2.30}$$

単位周波数を 1 MHz，単位長さを 1 cm とすると α_0 の単位は dB/(cm・MHz) となる。例えば，$\alpha_0 = 0.45$ dB/(cm・MHz) の組織を周波数 3.5 MHz の超音波が 5.0 cm 伝搬したときの減衰量は式 (2.28) および式 (2.30) よりつぎのようになる。

[†1] デシベル（decibel；dB）：物理量をある基準に対する比とし，この比を 10 を底とする常用対数で表した場合に，これをベル（Bel, B）という。デシ（d）は 1/10 を示すので，

$$\text{デシベル（dB）} = \frac{\text{ベル（B）}}{10}$$

となる。dB は音の強さや電力の大きさを表す場合におもに使われている。
基準値 A に対する B のデシベル量 a はつぎのようになる。

$$a = \frac{1}{10}\log_{10}\left(\frac{B}{A}\right) \quad \text{〔デシベル〕}$$

騒音の大きさが 60 dB とか 80 dB であるというようなことを耳にすると思うが，騒音の大きさは，基準値を通常の人間が耳に聞こえる限界とされる音圧である 2×10^{-5} N/m² として dB 表示したものである。

[†2] ネーパー（neper；Np）：デシベルが常用対数を用いて減衰量を表すのに対して，自然対数で減衰を表すこともある。常用対数で表す減衰量（単位：dB）と自然対数で表す減衰（単位：neper）との間には，1 dB = 8.68 Np の関係がある。

$$a = \alpha x = \alpha_0 f x = 0.45 \times 3.5 \times 5.0 = 7.875 \approx 7.9 \ \text{[dB]}$$

よく「超音波の減衰は周波数および伝搬距離に比例する」という表現がなされるが，これは減衰を dB で表した場合であることに注意してほしい。

代表的な生体組織の減衰定数 α の値を**表 2.7** に示す。

表 2.7 生体組織の 1 MHz，1 cm 当りの減衰定数 α_0

組織	α_0 [dB/(cm·MHz)]	周波数依存性
正常肝臓	0.47±0.06	$f^{0.9\sim1.1}$
正常脾臓	0.21±0.07	$f^{1.1\sim1.6}$
正常膵臓	0.39±0.09	$f^{1.1\sim1.3}$

（出典　J. P. Jones, et al.：Proceeding of 1981 AIUM, p. 68）

2.4　連続波とパルス波

超音波診断では，いくつかの波形の超音波が利用されている。それを**図 2.16** に示す。一つは，図（a）に示す時間的に連続する一定周波数，一定振幅の波で，これを**連続波**という。この音圧波形は次式で表される。

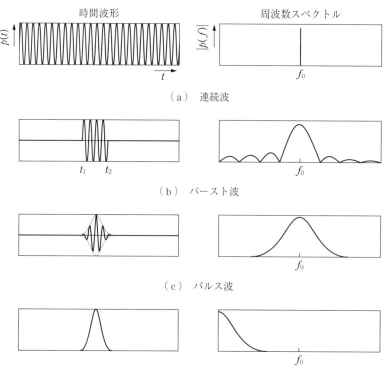

（a）連続波

（b）バースト波

（c）パルス波

（d）パルス波形の包絡線（検波波形）

図 2.16　パルス波形とその周波数スペクトル

$$p(t) = p_0 \sin(2\pi f_0 t) = p_0 \sin(\omega_0 t) \tag{2.31}$$

これは，振幅が p_0，周波数が f_0（角周波数が ω_0）の連続波である。

図（b）は連続波の一部をある時間だけ切り取った形の波形で，これを**バースト波**あるいは**バーストパルス波**という。バースト波は次式で表される。

$$\begin{aligned} p(t) &= p_0 \sin(2\pi f_0 t) & t_1 &\leq t \leq t_2 \\ p(t) &= 0 & t &< t_1,\ t > t_2 \end{aligned} \tag{2.32}$$

t_1 と t_2 の間だけ一定振幅，一定周波数の波がある。**パルス幅**は $t_2 - t_1$ である。

図（c）はバースト波の振幅が時間的に変化した形の波形で，これを**パルス波**という。パルス波は波形の時間変化を表す関数 $p_m(t)$ を用いてつぎのように表される。

$$p(t) = p_m(t) \sin(2\pi f_0 t) \tag{2.33}$$

$p_m(t)$ はパルス波形の包絡線を表す。パルス波の場合，パルスの時間幅を表すのに，図（d）に示すように，包絡線の最大値の半分の値での時間で表すことが多い。これを**半値幅**という。

2.4.1 波形とその周波数スペクトル

時間的に変化する波はその時間変化の仕方に対応する周波数成分を持っている。この周波数成分のことをその波形の**周波数スペクトル**という。図2.16に各波形に対応する周波数スペクトルを示す。連続波は単一の周波数成分しかないので，その周波数スペクトルは連続波の周波数 f_0 のところにだけスペクトルがあり，このようなスペクトルを**線スペクトル**という。バースト波は f_0 成分だけのように見えるかもしれないが，時間的に限られているためこの周波数スペクトルは f_0 で最大になり，その周りに幅を持ち，かつ振動しながら小さくなっていくスペクトルになる。パルス波の場合も f_0 に最大値を持ち，その周りに幅を持つスペクトルになる。その波形にもよるが，バースト波より振動は少なく，ほとんど振動のない場合もある。

> ▶▶▶応用・発展
>
> **波形と周波数スペクトルはフーリエ変換とフーリエ逆変換の関係にある**：図2.16の周波数スペクトルは波形をフーリエ変換することで求められ，逆に周波数スペクトルをフーリエ逆変換すると波形が求められる。時間的に変化する波形は時間に関する周期関数の和（積分）からなっている。この周期関数として三角関数を用い，波形を構成している周波数成分を求めるのがフーリエ変換である。フーリエ変換というと苦手だと思う人がいるかもしれないが，その物理的な意味を理解しておくと抵抗が少なくなる。現在は，パソコンで簡単にフーリエ変換ができる。図2.16の周波数スペクトルは，エクセルの分析ツールのフーリエ変換機能を用いて左側の波形をフーリエ変換し，その絶対値を示したものである。

2.4.2 パルス波の伝搬距離と時間

超音波診断装置では，断層像を得るのにパルス超音波を用いている。反射信号が体内のどの深さからの信号であるかを識別するために，超音波パルスを送信してから反射信号が返ってくるまでの時間を用いている。

図 2.17 に示すように，体表から送信された超音波パルスが体表からの距離 L_1 の組織境界 1 で反射されて体表まで戻って受信されるまでの時間を t_1 とすると，L_1 と t_1 にはつぎの関係がある。

$$2L_1 = ct_1 \tag{2.34}$$

ここに，c は生体中を伝搬する超音波の音速である。t_1 の時間で L_1 の距離を往復しているから $2L_1$ になっていることに注意する必要がある。組織境界1と組織境界2の距離が ΔL で反射波の到達時間の差が Δt であれば，ΔL と Δt には式 (2.34) と同様につぎの関係がある。

$$2\Delta L = c\Delta t \tag{2.35}$$

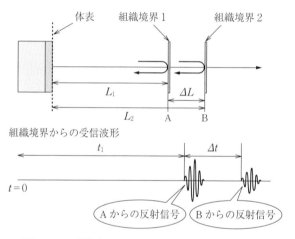

図 2.17　反射体までの距離と反射波の到達時間の関係

したがって，生体中の超音波の音速 c がわかっていれば超音波を発生させてから反射波が戻ってくるまでの時間に対応して反射源がどの距離にあるかがわかることになる。例えば，生体に体表から超音波を送信してから 120 μs 後に強い反射信号が観測されたとする。その反射をもたらしたものは生体のどの深さにあるのかを考える。生体中の音速を 1 530 m/s[†]

[†] 表 2.2 に示したように，生体中を伝搬する超音波の音速は生体組織によって変わる。しかし，軟部組織の音速の違いはそれほど大きくはない。超音波診断装置では，生体組織の音速は一定であるとして式 (2.34) から反射信号の位置を決めている。腹部に対しては，腹部の軟部組織の平均的な音速として 1 530 m/s 近辺の値が用いられている。実際の組織の音速は組織によって異なるので，装置が想定している音速と異なる場合はわずかではあるが誤差が現れる。例えば，装置が想定している音速が 1 530 m/s の場合，脂肪の音速として表 2.2 の 1 460 m/s として計算すると脂肪層の厚さは実際よりも 4.8 % ほど厚く表示されることになる。

とすると，120 µs は超音波の往復の時間であるから，式 (2.34) より

$$L = \frac{ct}{2} = \frac{1530 \times 120 \times 10^{-6}}{2} = 9.18 \times 10^{-2} \ [\mathrm{m}]$$

となる．すなわち，体表から約 9.2 cm のところに強い反射体があるということがわかる．

　超音波を生体内に送信すると生体内の至るところから反射および後方散乱された超音波が戻ってきて受信される．そのときの送信から受信までの時間を使い，式 (2.34) を使って時間を位置に変えて画像にしている．

2.5　超音波の発生と検出

　超音波を発生，受信するにはいろいろな方法があるが，超音波診断装置ではほとんど**圧電体**が用いられている．圧電体とは，その両端に電極を形成して電圧を加えるとひずみが発生して周囲の媒質に力を加え，逆に圧電体に力が加わるとひずみが発生してその両端に電圧を発生する性質を持っている材料のことである．**図 2.18** に示すように，ある厚さの圧電体に電圧パルスを印加すると，その厚さで決まる共振周波数を中心とした周波数で圧電体が振動し媒質に音波を発生させる．逆に伝搬した音波が圧電体に当たると，圧電体が振動しその振動が電圧を発生させる．この電圧を検出することで音波を検出できる．圧電体の表面に**音響整合層**があるが，これは音波を効率良く伝達するためのものであり，厚さがその材料の共振周波数での波長（λ）のおよそ 1/4 になるように選ばれるので $\lambda/4$ 層ともいわれる†．バッキングは背面に出る音波を吸収するためのものであるが，媒質側に出る音波の効率にも関係する．

---

†　音響整合層の働き：図に示すように，音響インピーダンス Z_1 の媒質 1 と音響インピーダンス Z_2 の媒質 2 の間に音響インピーダンス Z_M で厚さが $\lambda/4$ の層がある場合，境界①から媒質 2 の方向を見た音響インピーダンスは Z_M^2/Z_2，逆に境界②から媒質 1 側を見た音響インピーダンスは Z_M^2/Z_1 となる．したがって，
$Z_M = \sqrt{Z_1 Z_2}$
となるように材料を選ぶと，媒質 1 の音響インピーダンスと境界①から音響整合層を介して媒質 2 側を見た音響インピーダンス，および媒質 2 の音響インピーダンスと境界②から音響整合層を介して媒質 1 側を見た音響インピーダンスがともに等しくなるため境界で反射が起こらず，効率良く音波が伝搬することになる．

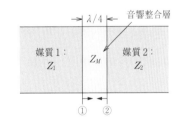

音響整合層の働き

　圧電セラミックの固有音響インピーダンスはおよそ $30 \times 10^6 \ \mathrm{kg/(m^2 \cdot s)}$，生体の固有音響インピーダンスはおよそ $1.5 \times 10^6 \ \mathrm{kg/(m^2 \cdot s)}$ とかなりかけ離れているので，圧電セラミックを用いて生体に効率良く超音波を送信・受信するには音響整合層は欠かせない．音響整合層の厚さはプローブの中心周波数での波長の 1/4 程度に選ばれるが，パルス超音波は周波数帯域が広いため固有音響インピーダンスが良く整合するのは中心周波数付近だけである．整合層を 2 層，3 層とすることで整合する周波数範囲を広くすることができる．

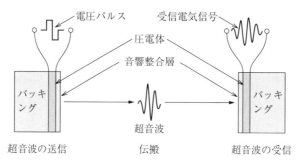

図 2.18 超音波の発生と受信

圧電体にもいろいろあるが，超音波診断装置で用いられているものはほとんどが**圧電セラミック**と呼ばれる圧電体であり，これは Pb（鉛），Zr（ジルコニウム），Ti（チタン）などの酸化物を結合剤とともに混合して整形し，これを高温で焼結してから高い電圧を加えて分極（ポーリング）した材料である。

効率良く超音波を発生・受信するためには，駆動する電気パルスの波形と圧電体の共振周波数が一致するようにする必要がある。圧電体の厚さを d，音速を c とすると**共振周波数** f_0 は

$$f_0 = \frac{c}{2d} \tag{2.36}$$

となる。これは波長 $d=\lambda/2$，すなわち厚さが波長の 1/2 となる条件である。したがって，圧電体の厚さを適切に選ぶことで所望の周波数での超音波の送受信が可能になる。圧電セラミックの縦波の音速は種類により $3.8 \sim 4.2 \times 10^3$ m/s である。仮に縦波の音速を 4.0×10^3 m/s とし，共振周波数を 3.5 MHz とする場合は

$$d = \frac{c}{2f_0} = \frac{4.0 \times 10^3}{2 \times 3.5 \times 10^6} \approx 0.57 \times 10^{-3} \ [\mathrm{m}]$$

となり，厚さは 0.57 mm ということになる。

医用超音波診断装置の超音波の送受信には，**図 2.19** に示すような構造の**超音波プローブ**

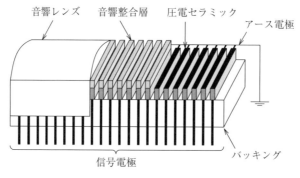

図 2.19 超音波プローブの構造

（**超音波探触子**ともいう）が用いられている。

　音響整合層が上についた細く短冊状に切断された圧電セラミックが多数並んでいる。微小な振動子が多数配列されていることから，このような振動子を**アレイ振動子**，あるいは**アレイプローブ**，**アレイ状探触子**という。

　アレイ振動子で超音波を送信する場合は複数（10数個から数十個）の素子をほぼ同時に駆動し，受信する場合も複数の素子を用いて受信する。これらについては3章で詳しく説明する。

▶▶▶応用・発展
圧電セラミック以外の超音波発生検出用材料

① **圧電単結晶**　圧電体の性質を表すパラメータに電気機械結合係数があり，一般に電気機械結合係数が大きいほうが変換効率やバンド幅が改善する。電気機械結合係数が圧電セラミックより大きな材料としてPZNT，PMNTなどの圧電単結晶があり，一部の超音波診断装置のプローブに用いられるようになった。電気機械結合係数が大きいというメリットがあるが，超音波プローブに用いられる高誘電率圧電セラミックと比較して誘電率が小さい点がデメリットになる。

② **高分子圧電体**　ポリフッ化ビニリデンなどの高分子圧電体は電気機械結合係数も誘電率も小さいが，音響インピーダンスが生体に近いというメリットがあり，一部の超音波診断装置用プローブに使用されたことがある。しかし，現在はほとんど使用されていない。

③ **CMUT**　まったく異なる原理で超音波の発生検出を行う方法としてCMUT（capacitive micro-machined ultrasonic transducer）がある。これは**図2.20**のようにシリコン基盤に中空層を持つシリコンの薄層を形成し中空層を挟んで電極を設ける。電圧を加えるとプラスとマイナスの電荷が発生し，引き合う力でシリコン薄層に振動を起こして超音波を発生させる。超音波が入射してシリコン薄層が振動すると電極間の電気容量（キャパシタンス）が変化することを利用して超音波の検出を行う。半導体技術が使えるため微細化やアレイ化に適するといわれている。

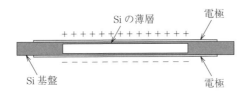

図2.20　CMUTの構造模式図

2.6 音場と指向性

音波を発生すると音は空間的に分布し音の場を作る。これを**音場**(おんじょう)という。電荷の周りにできる電界の空間的分布を電場というのと同じである。電界の強さの空間分布を電界分布というのと同じように、音の強さの空間的な分布を**音場分布**という。

点音源から音を発生させると、図2.21(a)に示すように、音は球面状に一様に広がっていく。一方、波長に比べて十分大きい面積を持つ平面状の音源から音を出すと、図(b)に示すように、音源の面に垂直な方向に強く音が伝搬し周りにはあまり強い音場は形成されない。このように、音場の分布に偏りがある場合を音場には**指向性**があるという。音場に強い指向性があり音波がビーム状に伝搬していく場合、これを超音波ビームといっている。

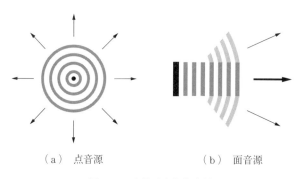

(a) 点音源　　　　　(b) 面音源

図2.21　音場分布と指向性

2.6.1　近距離音場と遠距離音場

波長に比べて十分大きな平面音源から音波を発生させると、図2.22に示すように、ある距離までは音場は広がることなく音源面に垂直な方向に伝搬していく。ある距離を過ぎると音場は次第に広がっていく。音場が広がらずに伝搬する領域の音場を**近距離音場**という。近距離音場はフレネル回折が起こっている領域であるため、フレネル領域ともいう。一方、音場が次第に広がっていく領域の音場を**遠距離音場**という。遠距離音場はフラウンホーファー回折が起こっている領域であるため、フラウンホーファー領域ともいう。音場の広がりはフラウンホーファー回折による広がりである。近距離音場内の平均的な音圧レベルは、図2.22に示すように、音源からの距離によらずほぼ一定である[†]。遠距離音場では空間的に音場が広がっていくため、音圧は距離とともに次第に低下する。近距離音場と遠距離音場の境界までの音源からの距離 X は音源の大きさと音波の波長で決まり、音源が円形の場合は

$$X = \frac{D^2}{4\lambda} = \frac{fD^2}{4c} \tag{2.37}$$

2.6 音場と指向性

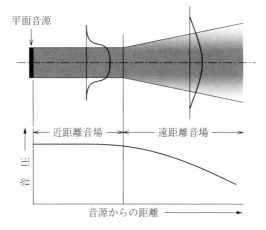

図 2.22　近距離音場と遠距離音場

で与えられる。ここに，D は円音源の直径，λ は音波の波長，f は音波の周波数，c は媒質の音速である。音源の形が矩形の場合も辺の長さを D として扱えばほぼ同様な結果になる。D を音源の開口という。例として，周波数 $f = 3.5\,\mathrm{MHz}$，口径 $D = 10\,\mathrm{mm}$ の円板振動子からの超音波について近距離音場の範囲を計算してみると

$$X = \frac{(10 \times 10^{-3})^2}{4 \times \{1530/(3.5 \times 10^6)\}} \approx 5.7 \times 10^{-2}\ \mathrm{[m]}$$

となる（音速は生体組織を考えて $c = 1\,530\,\mathrm{m/s}$ としている）。

式 (2.37) から明らかなことではあるが，近距離音場についてイメージとして理解しておきたいのは，**図 2.23** に示すように，口径が同じであれば周波数に比例して近距離音場領域が伸び，周波数が 2 倍になれば近距離音場の領域が 2 倍になること，周波数が同じであれば口径の 2 乗に比例して近距離音場が伸び，口径が 2 倍になれば 4 倍になるということである。

2.6.2　遠距離音場の形

ある口径の音源から送信された超音波は近距離音場領域を過ぎると伝搬するに従って空間

---

† （前ページ）近距離音場内では平均的な音圧は距離によらずほぼ一定といったが，平均的な値ではなく，近距離音場内の各点，各点を見るとその音圧は干渉効果で激しく変化している。図は円形音源の中心軸上の音圧の計算結果であるが，特に音源に近いところでの変化が大きい。最後に音圧が最大になるところまでが近距離音場であり，その後音圧はなだらかに低下していく。

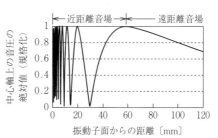

（円板振動子：$D = 12\,\mathrm{mm}$，$c = 1\,530\,\mathrm{m/s}$，$f = 3.5\,\mathrm{MHz}$）

円形音源の中心軸上の音圧

28   2. 超音波の物理的基礎

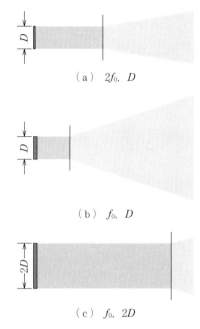

(a) $2f_0$, D

(b) f_0, D

(c) f_0, $2D$

図 2.23 周波数，口径による音場の変化

的に広がっていくことはすでに説明した。近距離音場では音圧の平均的な値はほぼ一様であるが，遠距離音場では一様ではなくなる。口径 D の矩形音源から送信された連続波が音源から十分遠方で，中心軸から角度 θ の点に作る音圧 $p(\theta)$ を角度 $0°$ の音圧 $p(0)$ で割った値は次式で与えられる。

$$\frac{p(\theta)}{p(0)} = \frac{\sin Z}{Z} \tag{2.38}$$

ここに

$$Z = \frac{\pi D \sin \theta}{\lambda} \tag{2.39}$$

λ は超音波の波長である。実際にこれを計算してみると**図 2.24** の太い実線のような分布になる。図（a）は縦軸がリニアスケールのグラフであるが，超音波の画像は信号が対数変換され，それがグレースケールで表示されるので，図（b）には dB で表示したグラフを示してある。式 (2.38) の関数を **sinc 関数（シンク関数）** という。一方，円形振動子の場合には音圧の角度依存性は次式で与えられる。

$$\frac{p(\theta)}{p(0)} = \frac{2J_1(Z)}{Z} \tag{2.40}$$

ここに，$J_1(Z)$ は **1 次のベッセル関数**である。図 2.24 には円形振動子の音場の計算結果を細い実線で示してある。矩形の場合とはピークや谷が若干異なっているが，類似の分布であることがわかる。

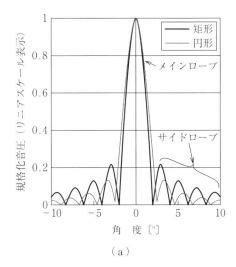 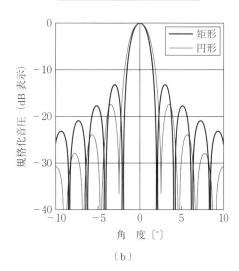

図 2.24　遠距離音場における音圧の角度分布（周波数 $f=3.5\,\text{MHz}$，口径 $D=12\,\text{mm}$）

　図 2.24 で角度 0°，すなわち振動子面に垂直な方向は最も音圧が高くなっているが，この部分を**メインローブ**という。メインローブの両側にも小さな音圧のピークを有し次第に小さくなる裾野の部分ができるが，これらを**サイドローブ**という。メインローブの幅を**ビーム幅**という。矩形振動子でメインビームの両脇で音圧がゼロになる点（これを第一ゼロ点という）は式 (2.39) で $Z=\pm\pi$ になるところである。したがって，この角度を θ_0 とすると

$$\sin\theta_0 = \pm\frac{\lambda}{D} \tag{2.41}$$

円形振動子の場合は

$$\sin\theta_0 = \pm\frac{1.22\lambda}{D} \tag{2.42}$$

となる。メインローブで音圧がピークの半分になる幅を**半値幅**といい，これで**ビーム幅**をいうことがある。この角度を $\theta_{1/2}$ とすると

矩形振動子では；　　$\sin\theta_{1/2} \approx \pm\dfrac{0.60\lambda}{D}$ 　　　　　　(2.43)

円形振動子では；　　$\sin\theta_{1/2} \approx \pm\dfrac{0.71\lambda}{D}$ 　　　　　　(2.44)

となる。

　この音圧分布は平板振動子からの十分遠方での遠距離音場の音圧分布であるが，後で説明する音響レンズによる集束や電子集束技術による集束を行うと，**焦点近傍の音圧分布は遠距離音場とほぼ同じ形の音場分布**になる。超音波診断装置では超音波を集束させて用いるので，焦点近傍の音場分布が画像の形成に重要である。焦点近傍ではメインローブが基本的な画像の形成に寄与し，サイドローブはメインローブによる画像形成に不要な信号の原因にな

るということを理解しておいてほしい。矩形振動子の場合，メインローブのすぐ脇にあるサイドローブ（第一サイドローブという）のピークの値はメインローブのピークの22％，円形振動子の場合は14％である。

2.6.3 集束音場

音響レンズを用いたり，あるいは後述する電子集束によって超音波を集束させた場合は，**図2.25**に示すように，焦点付近でビーム幅の狭い音場が得られる。焦点付近のビームの幅は回折による広がり効果によって決まるので，周波数と焦点距離が等しければ振動子の口径が大きいほど回折による広がりの角度が小さくなるためビーム幅は狭くなる。ただし，図を見てわかるように，焦点から外れた領域では口径が大きいほうがビーム幅が広くなる。

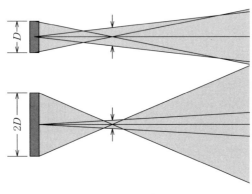

図2.25 集束音場

▶▶▶応用・発展

集束点のビーム幅の計算：周波数 $f=3.5\,\mathrm{MHz}$，口径 $D=12\,\mathrm{mm}$，焦点距離 $F=60\,\mathrm{mm}$ の矩形振動子の場合，焦点距離でのビーム幅はどれぐらいかを計算してみよう。音速は $1\,530\,\mathrm{m/s}$ とする。波長 $\lambda=c/f=1\,530/(3.5\times10^6)=4.37\times10^{-4}\,[\mathrm{m}]$，したがって

$$\theta_0=\sin^{-1}\left(\frac{4.37\times10^{-4}}{12\times10^{-3}}\right)=\sin^{-1}(0.036\,4)=2.08\ [°]$$

マイナス側第一ゼロ点からプラス側第一ゼロ点までのビーム幅 W は

$$W=2F\tan\theta_0=2\times60\times0.036\,4\approx4.4\ [\mathrm{mm}]$$

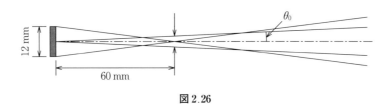

図2.26

2.6.4 アレイ振動子の音場

ここまでは，単一な矩形振動子あるいは円形振動子から発信した超音波の音場について説明してきた。超音波診断装置では微小な振動子をたくさん並べ，それらを用いて超音波を発生させる。アレイ振動子は，**図 2.27** に示すように，細長い振動子がわずかな隙間を介してたくさん並んだ構造をしている。このようなアレイ振動子による連続波の音場を考える。

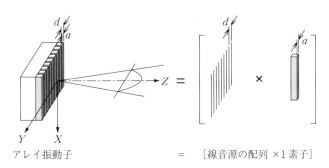

図 2.27　アレイ振動子と線音源配列および1素子との関係

アレイ振動子が作る遠距離音場の Y 方向の分布は，図 2.27 に示すように，アレイの周期 d で並んだ線音源と幅 a の1素子が作る音場の積で与えられる。1素子の指向性関数を $R_e(\theta)$，線音源の配列の指向性関数を $R_a(\theta)$ と表すと $R_e(\theta)$, $R_a(\theta)$ はそれぞれつぎのようになる（ここで，e は element を意味し，a は array を意味している）。

$$R_e(\theta) = \frac{\sin\{(\pi a/\lambda)\sin\theta\}}{(\pi a/\lambda)\sin\theta} = \frac{\sin\{(a/d)Z\}}{(a/d)Z} \tag{2.45}$$

$$R_a(\theta) = \frac{\sin(NZ)}{N\sin Z} \tag{2.46}$$

ここに，d はアレイの周期，a は1素子の幅，N はアレイ振動子の素子の数，$Z=(\pi d/\lambda)\sin\theta$ である。アレイ振動子の指向性関数を $R(\theta)$ とすると，$R(\theta)$ はつぎのようになる。

$$R(\theta) = R_e(\theta)R_a(\theta) \tag{2.47}$$

$R_e(\theta)$ は1素子の音場を表すので**エレメントファクタ**といい，$R_a(\theta)$ はアレイ構造の音場を表すので**アレイファクタ**という。**アレイ振動子の指向性はエレメントファクタとアレイファクタの積で与えられる。**

図 2.28 は，エレメントファクタとアレイファクタの計算例を示したものである。1素子の幅が狭いので，エレメントファクタは空間的に大きく広がっている。一方，アレイファクタは空間的に鋭い指向性を持っているが，角度 0° のところ以外にも角度 0° と等しい大きさの指向性のピークを持っている。

一方，**図 2.29** はエレメントファクタとアレイファクタの積で決まるアレイ振動子の指向性を示したもので，角度 0° に鋭い指向性がある。アレイファクタでは，角度 0° と等しい大

32   2. 超音波の物理的基礎

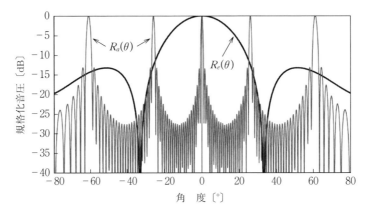

図 2.28 エレメントファクタ R_e およびアレイファクタ R_a の計算例
(f=3.5 MHz, d=1.0 mm, a=0.8 mm, N=24, c=1 530 m/s)

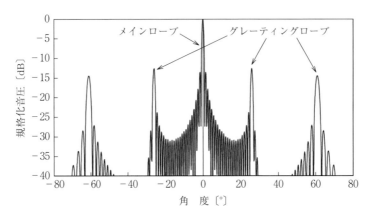

図 2.29 アレイ振動子の指向性の計算例(図 2.27 のエレメントファクタと
アレイファクタの積)

きさを持っていた両側のピークはエレメントファクタとの積になっているためかなり小さくなっている。しかし,まだ明瞭な指向性のピークとして認識できる。このピーク近傍を**グレーティングローブ**という。このように,アレイ振動子では,条件によってグレーティングローブが発生すること,またそれがアレイの周期構造に起因していることをよく理解してほしい。

グレーティングローブの出る角度 θ_G は式 (2.46) で分母と分子がともにゼロになる角度なので $Z = \pm \pi$ であり,$Z = (\pi d/\lambda)\sin\theta$ より

$$\sin\theta_G = \pm \frac{n\lambda}{d} \quad (n \text{ は整数}) \tag{2.48}$$

となる[†]。図 2.29 の場合を考えると $\lambda = c/f = 4.37 \times 10^{-4}$ m であるから

$$\theta_G = \sin^{-1}\left(\frac{\lambda}{d}\right)$$

$$= \sin^{-1}\left(\frac{4.37 \times 10^{-4}}{1.0 \times 10^{-3}}\right) = \sin^{-1}(0.437) = 25.9 \ [°]$$

となり,図2.28で確かにこの角度にグレーティングローブが出ていることがわかる。式(2.48)を見ると $d<\lambda$ であれば $\sin\theta_G>1$ となるので θ_G が存在しない,すなわちグレーティングローブが発生しないことがわかる。

2.6.5 パルス波の音場

ここまでの音場の説明は連続波が作る音場で説明してきたが,超音波診断装置の画像は短いパルス超音波を用いて得られている。パルス波の音場は連続波の音場と異なる点があるの

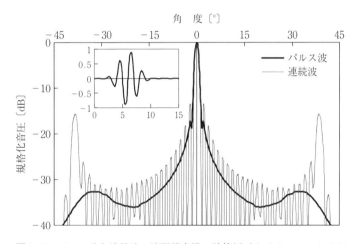

図2.30 パルス波と連続波の遠距離音場の計算例($f=3.5$ MHz, $d=0.7$ mm, $a=0.6$ mm, $N=24$, $c=1530$ m/s)

---

† (前ページ) グレーティングローブの出る角度:グレーティングローブが出る角度を図で調べてみる。十分遠方の点Oとのなす角度が θ のとき,隣り合う素子の中央と点Oまでの距離はわずかに異なる。その距離の差を**行路差**という。隣り合う素子の行路差は $\Delta L = d\sin\theta$ となる。

これからグレーティングローブの出る条件式 (2.48) は,隣り合う素子間の行路差が波長の整数倍になって同じ位相で重なり,互いに強めあうことによって起こっていることがわかる。

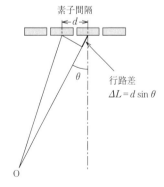

素子間の行路差とグレーティングローブ発生角度

で，パルス波の音場について具体例で説明する。

図 2.30 の太い実線は，図中に示す短いパルス波による遠距離音場の計算例である。パルス波の中心周波数での連続波の遠距離音場も細い線で示してある。メインローブについてはパルス波と連続波でほとんど差がない。しかし，連続波ではサイドローブに山と谷が繰り返し現れるのに対して，短いパルス波では山谷がほとんど現れない。また，連続波では狭い角度に非常に大きなグレーティングローブがあるのに対して，短いパルス波の場合は角度範囲が広くなる一方でピークはかなり小さくなっている。これは，連続波では波の干渉の効果が顕著に現れるのに対して，短いパルス波では干渉の効果が大幅に弱くなるからである。

2.7 超音波ドプラ

2.7.1 ドプラ効果

図 2.31 に示すように，救急車がサイレンを鳴らしながら近づいてきて自分の前を通り過ぎると急にサイレンの音が変わるのを経験したことがあるだろう。音を出しながら近づいてくると周波数は静止しているときより高くなり，逆に音を出しながら遠ざかっていくと周波数は静止しているときより低くなる。このため，目の前を救急車が通り過ぎるときに急にサイレンの音が変わることになる。これは**ドプラ効果**[†]による。

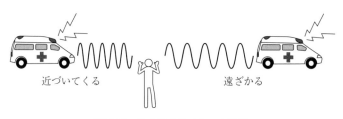

図 2.31　救急車のサイレンの変化

ドプラ効果は，音波だけでなく電波でも光でも，波動の発生源が観察者に対して移動する場合に，波長の変化あるいは周波数の変化が観察される現象である。もう少しこれを詳しく考えてみよう。周波数 f_0，波長 λ_0 の音源が音速 c の媒質中を観測者に対して速さ v で動いているとき，ドプラ効果によってどれぐらい波長あるいは周波数が変化して観測されるかは，図 2.32 を使って考えると簡単に理解できる。音源が近づいてくるときは 1 周期 T の間

[†] 一般には「ドップラー」という表記がなされるが，日本超音波医学会では「ドプラ」を用いることに決めているので，その表記に従っている。

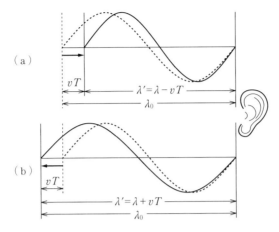

図 2.32 音源の移動による波長の変化

に音源は vT だけ観測者に近づく。したがって，点線で示した静止しているときの波長から vT だけ短くなった実線で示した波長として観測される（図（a））。すなわち，観測される波長 λ' は

$$\lambda' = \lambda_0 - vT = \left(\frac{c}{f_0}\right) - \left(\frac{v}{f_0}\right) = \frac{c-v}{f_0} \tag{2.49}$$

$$f' = \frac{c}{\lambda'} = \frac{c}{c-v}f_0 \tag{2.50}$$

となる。逆に音源が遠ざかる場合は1周期 T の間に音源は vT だけ観測者から遠ざかる。したがって，点線で示した静止しているときの波長から vT だけ長くなった実線で示した波長として観測される（図（b））。すなわち，観測される波長 λ' は

$$\lambda' = \lambda + vT = \left(\frac{c}{f_0}\right) + \left(\frac{v}{f_0}\right) = \frac{c+v}{f_0} \tag{2.51}$$

$$f' = \frac{c}{\lambda'} = \frac{c}{c+v}f_0 \tag{2.52}$$

となる[†]。このように，ドプラ効果で周波数が変わることを**ドプラ偏移**といい，f' と f_0 の差を**ドプラ偏移周波数**といい，f_d で表す。

$$f_d = f' - f_0 = \frac{\pm v}{c \mp v}f_0 \tag{2.53}$$

ここで，±の+は音源が遠ざかる場合，−は音源が近づく場合を表している。媒質中を伝搬する音波の速さ c が音源の速さ v より十分大きい場合は，式 (2.53) はつぎのように表せる。

$$f_d = f' - f_0 \approx \frac{\pm v}{c}f_0 \tag{2.54}$$

ドプラ偏移周波数は v/c に比例し，遠ざかる場合は+（周波数が低くなる），近づく場合

は−(周波数が高くなる)ということである。

音源が斜めに進む場合のドプラ偏移　これまでは，音源が観測者の方向まっすぐに近づく場合や遠ざかる場合を考えてきた。図 2.33 に示すように，音源の移動の方向が観測者の方向に対して角度 θ の場合はどうなるであろうか。この場合は速度ベクトルの観察者の方向の成分，すなわち $v\cos\theta$ をこれまでの v の代わりに用いればよい。したがって，ドプラ偏移周波数はつぎのようになる。

$$f_d = f' - f_0 \approx f_0 \left(\frac{\pm v\cos\theta}{c} \right) \tag{2.55}$$

図 2.33　音源移動方向が観測者の方向に角度 θ の場合

2.7.2　超音波による血流速度の検出

超音波を体内に発信し，血液などの体内で動いているものからの反射信号を観察するとド

---

† (前ページ) 音源が静止し観測者が移動している場合の考え方は少し異なる。図には観測者が音源に近づく場合 (図 (a)) と遠ざかる場合 (図 (b)) が示してある。また，波は実線と少しずらした破線が示してあるが，破線は 1 周期 T 後の波形を示している。この図から周期 T の間に観測者に聞こえる波の位相変化 $\Delta\Phi$ は，近づく場合は $2\pi + 2\pi(v/c)$，遠ざかる場合は $2\pi - 2\pi(v/c)$ となっていることがわかる。周期 T での位相変化は $2\pi fT$ であるから，観察者に聞こえる周波数を f' とすると

$$2\pi f' T = 2\pi \left(1 \pm \frac{v}{c} \right) \tag{1}$$

となる。$f_0 = 1/T$ であるから，これを式 (1) に用いて

$$f' = \frac{c \pm v}{c} f_0 \tag{2}$$

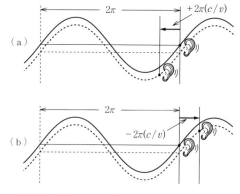

観察者の移動による周期 T の間の観測位相の変化

ここで，± は観察者が近づく場合が +，遠ざかる場合が − である。式 (2) が観察者が移動する場合のドプラ効果を表す式である。式 (2.52) と比較すると式の形が違う。しかし，$c \gg 1$ であればこれらの式は近似的に等しくなる。

一般に音源の速度 v，観察者の速度 v' のドプラ偏移を受けた周波数を

$$f' = \frac{c \pm v'}{c \pm v} f_0 \tag{3}$$

と記述しているが，どうしてこうなるかは以上から理解できるだろう。

プラ偏移が起こっている。ドプラ偏移の大きさを求めれば動いているものの速さを求めることができる。このとき，注意しなければならないのは，反射によるドプラ偏移は音源が移動している場合のドプラ偏移の2倍になるということである。血流速度 v と音速 c では $c \gg 1$ が成り立つので，式 (2.55) に対応する**反射法でのドプラ偏移周波数**は近似的につぎのようになる。

$$f_d = f' - f_0 \approx 2f_0\left(\frac{\pm v\cos\theta}{c}\right) \tag{2.56}$$

ドプラ偏移が2倍になる理由を考えてみよう。発信された超音波が反射体に当たるときに反射体が移動しているために，反射体（観察者に相当する）が受信する超音波にはドプラ偏移が起こっている。さらに，超音波を反射しつつ反射体（音源に相当する）が移動するために音源の移動によるドプラ偏移が起こる。つまり，反射体での受信時と送信時に2回ドプラ偏移が起こるためにドプラ偏移が2倍になるわけである。

体内の血流速度を測るには，**図 2.34** に示すように，体表から血流に向けて超音波探触子から超音波を送信する。血液からの反射信号を同じ超音波探触子で受信する。いま，周波数 f_0 の超音波を送信し，受信された信号のドプラ偏移周波数が f_d であったとする。そのときの血流速度の大きさは式 (2.56) より

$$v \approx \frac{c}{2f_0\cos\theta}f_d \tag{2.57}$$

となる。ここに，θ は血流と超音波ビームのなす角度であり，c は血液中の音速である。血流速度の大きさを求めるためには角度 θ が必要になるが，これは超音波画像で，血管の走行と超音波ビームの角度として求める。また，血液中の音速は既知であることが必要になる。

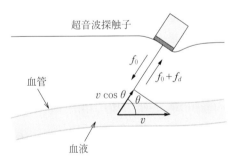

図 2.34 超音波による血流速度の検出

例として，$f_0 = 2.5\,\text{MHz}$ で $\theta = 60°$ で血管に超音波を当てたときにドプラ偏移周波数 f_d が 300 Hz であったとしよう。このとき，血流速度の大きさ v を求めてみよう。血液中の音速 $c = 1.56 \times 10^3\,\text{m/s}$ として

$$v = \left(\frac{1.56\times10^3}{2\times2.5\times10^6\times0.5}\right)\times300 \approx 0.19 \ \text{[m/s]}$$

流速は約 19 cm/s であるということになる。このようにして，体内を流れる血流速度を超音波のドプラ効果を用いて計測することができる。

2.7.3 連続波ドプラとパルスドプラ

少し技術的に難しい話になるが，超音波ドプラには連続波を用いる**連続波ドプラ**とパルス波を用いる**パルスドプラ**とがある。連続波とパルス波の周波数スペクトルは図 2.16 で説明した。周波数 f_0 の連続波がドプラ偏移を起こすと周波数スペクトル上で f_0 のすぐそばに f_d だけ周波数の違う信号が現れる。この様子を**図 2.35**（a）に示す。f_d は f_0 に比べるとごく小さな周波数変化である。パルス波の周波数スペクトルは非常に幅の広いスペクトルになっている。わずかなドプラ偏移がどうして検出できるのだろうか？ パルスドプラでは，1 個の超音波パルスではなく，ある繰り返し周波数 f_r で繰り返しパルスを送信するパルス超音波が用いられる。このような繰り返しパルスの周波数スペクトルは，図（b）に示すように，f_0 の周りに繰り返し周波数 f_r ずつ離れた幅の狭いスペクトルの集合になり，その包絡線が 1 個のパルスの周波数スペクトルになる。したがって，パルス超音波でドプラ偏移が起こると，図（b）に示すように，もともとの幅の狭いスペクトルから f_d だけ偏移した信号が現れるので，パルスドプラでもドプラ偏移が検出できることになる。なお，パルスドプラも連続波ドプラもドプラ偏移周波数の分析に**高速フーリエ変換（FFT）**を用いるので，これらを **FFT ドプラ**ということがある。

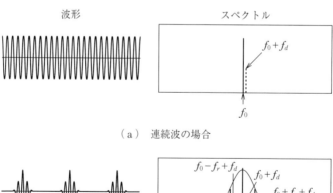

（a） 連続波の場合

（b） パルス波の場合

図 2.35 連続波ドプラとパルスドプラの周波数スペクトル

2.7.4 折り返し（エリアシング）現象

パルスドプラでは，連続波ドプラでは見られないパルスドプラ特有の現象が起こることがある。図2.36（a）の→で示すようなドプラ偏移が起こった場合，ドプラ偏移が $f_r/2$ 以内だと問題はない。しかし，太い→のようにドプラ偏移が $f_r/2$ を超えるとドプラ偏移がプラスであるにもかかわらず破線の←で示す逆向きのドプラ偏移でその大きさが $-(f_r-f_d)$ のドプラ偏移と認識されてしまう。流速が早い血流をパルスドプラで観察するとこのような現象が起こることがあり，図（b）のように波形が折り返って表示されるために**折り返し現象（エリアシング）**と呼ばれる[†]。

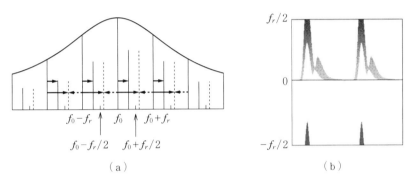

図2.36 パルスドプラの折り返し現象の周波数スペクトル上の説明図（a）と折り返しのあるドプラ波形（b）

2.7.5 連続波ドプラとパルスドプラの特徴

超音波診断装置では連続波ドプラとパルスドプラの両方が用いられているが，それはそれぞれに特徴があるからである。

連続波ドプラには折り返し現象がないので，**非常に速い血流まで検出できる**という利点がある。しかし，連続的に超音波が発信されているので方向はわかるものの，受信された**ドプラ信号がどの距離から反射してきた信号なのかがわからない**という欠点がある。一方，パルスドプラは折り返し現象があるために**速い血流の検出には適さない**が，パルスを送信してから反射信号を受信するまでの時間がわかるので，方向だけでなくドプラ信号がどの位置で反射した信号なのか，つまり**空間的な位置がわかる**という利点がある。それぞれの表示例を図

[†] サンプリング定理：図2.35（b）に示したように，パルスドプラでは繰り返し周期 T_r（繰り返し周波数 f_r）のパルス波でドプラ信号を検出している。これは，データを周期 T_r（周波数 f_r）で飛び飛びにサンプリングしていることに相当する。このようなサンプリングを離散的サンプリングという。周波数 f の波形をサンプリング周波数 $f_s \geq 2f$ でサンプリングすると，もとの波形を完全に再現できるが，$f_s < 2f$ であるともとの波形が再現できなくなる。これを**サンプリング定理（標本化定理）**という。したがって，ドプラ偏移周波数 $f_d > f_r/2$ になると完全には f_d を再現できなくなり，折り返し現象（エリアシング）が起こる。$f_r/2$ を**ナイキスト周波数**という。

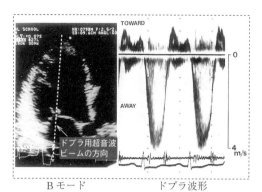
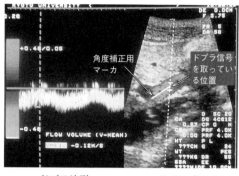

図 2.37　連続波ドプラの表示例（B モード上にドプラ用超音波ビームの方向が表示されている）

図 2.38　パルスドプラの表示例（ドプラ用超音波ビーム上にドプラ信号を取っている位置（レンジゲートという）が示されている）

2.37，図 2.38 に示す。

演 習 問 題

(2.1) つぎの文で正しいものには○，誤っているものには×を括弧に入れなさい。
1. （　）音波は媒質の振動が波として伝搬するものである。
2. （　）光が真空中を伝わるように音波も真空中を伝わる。
3. （　）音速とは媒質の粒子が振動する速さである。
4. （　）超音波とは非常に強い音波のことである。
5. （　）音速とは波の山あるいは谷が伝搬していく速さである。
6. （　）粒子変位の方向と進行方向が平行なのが縦波である。
7. （　）横波は粗密波である。
8. （　）周波数が高いほど周期は短くなる。
9. （　）周波数が高くなると音速は早くなる。
10. （　）音速は温度に依存しない。

(2.2) 水の音速が 1.53×10^3 m/s としてつぎの問いに答えなさい。
1. 波数 3.5 MHz の水中の音波の波長を求めなさい。
2. 波長が 250 μm の水中の音波の周波数を求めなさい。
3. 音波が水中を 200 μs の時間で伝搬する距離を求めなさい。

(2.3) 問図 2.1 の○は平衡状態の粒子点を表している。粒子変位が $u(x, t) = u_m \sin(kx - \omega t)$ で表される横波の正弦波について $t = 0$ のとき，中央の行の粒子点がどのような位置にいるかを黒丸と→で書き入れなさい。

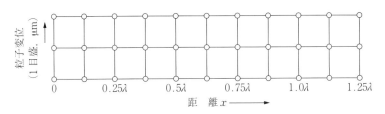
問図 2.1

(2.4) つぎの文の ▢ の中に適切な言葉を入れなさい。
1. 「伝搬する波面上のすべての点が2次波を出し、この2次波の包絡面が次の波面となる」という考え方を ▢A▢ という。
2. 材料の ▢B▢ と ▢C▢ の積を固有音響インピーダンスという。
3. 境界での入射角と屈折角の関係を表す法則を ▢D▢ の法則という。
4. 屈折角が ▢E▢ になるときの入射角を臨界角という。
5. 音波を集束する凸型音響レンズの材料には媒質よりも音速が ▢F▢ 材料を用いる。
6. 生体内での超音波のdBで表した減衰量はほぼ周波数に ▢G▢ する。
7. 波長よりも十分小さな物体が多数存在すると超音波は ▢H▢ する。

(2.5) つぎの文で正しいものに○, 誤っているものに×を記入しなさい。
1. (　) 音速が等しい媒質の境界では反射は起こらない。
2. (　) 音速が等しい媒質の境界では屈折は起こらない。
3. (　) 散乱は周波数が高くなると強くなる。
4. (　) 生体内での減衰は周波数が高くなると大きくなる。
5. (　) 反射は周波数が高くなると強くなる。
6. (　) 音圧反射係数は固有音響インピーダンスの和に比例する。
7. (　) 境界で透過する超音波のパワーと反射するパワーの和は入射パワーに等しい。
8. (　) 周波数が2倍になると生体組織の減衰量はdB値で約4倍になる。
9. (　) 距離が2倍になると生体組織の減衰量はdB値で2倍になる。
10. (　) 音圧が1/10になったときの減衰量は10 dBである。

(2.6) 筋肉の音速を 1.60×10^3 m/s, 脂肪の音速を 1.46×10^3 m/s として、筋肉と脂肪の境界に脂肪側から筋肉に入射角30°で入射したときの屈折角を求めなさい。

(2.7) 音速 1.0×10^3 m/s の媒質1と音速 1.5×10^3 m/s の媒質2の境界に媒質1から媒質2に入射する超音波の臨界角を求めなさい。

(2.8) 筋肉と脂肪の平らな境界に筋肉側から垂直に入射する超音波について、(a) 音圧反射係数を求めなさい。(b) 反射するパワーと脂肪に透過するパワーの比を求めなさい。筋肉の固有音響インピーダンスは 1.62×10^6 kg/(m²·s), 脂肪の固有音響インピーダンスは 1.35×10^6 kg/(m²·s) とする。求めた値からどんなことがいえますか？

(2.9) 肝臓の減衰定数 α_0 を 0.45 dB/(cm·MHz) として周波数2.5 MHzの超音波が10 cmを往復するときの減衰量をdBで求めなさい。つぎに、周波数が7.5 MHzの場合の減衰量を求めなさい。

(2.10) つぎの文の ▢ に該当する言葉を入れなさい。

1. 時間的に連続する一定周波数，一定振幅の波を A といい，ある限られた時間だけ一定の振幅を持つ波を B という。
2. 時間波形 $p(t)$ はその周波数成分 $P(f)$ に分解して表現できる。$P(f)$ のことを $p(t)$ の C といい，$p(t)$ の D で求められる。
3. パルス波形の C はパルス幅が短いほど広くなる。逆にパルス幅が長いと C は狭くなり，その極限の連続波の C は E になる。
4. パルス波の包絡線の最大値の 1/2 の幅を F という。

(**2.11**) 超音波パルス反射法で生体中 15 cm の深さからの反射信号を得るのに必要な時間を求めなさい。生体中の音速は 1.53×10^3 m/s とする。

(**2.12**) 生体からの反射信号を観察したら 20 μs 間隔で二つの反射信号が観察された。この二つの信号の反射源は超音波ビーム方向でどれだけ離れているかを求めなさい。生体中の音速は 1.53×10^3 m/s とする。

(**2.13**) つぎの文の ☐ 内に該当する言葉を入れなさい。

1. パルス超音波を発生させるには圧電体に A を印加する。逆に，超音波を検出するには超音波を圧電体に入射させる。
2. 圧電体とは電圧をかけると B が発生し，力を加えると C が発生する材料のことである。
3. 超音波診断装置で用いられる圧電体はおもに D である。
4. ある周波数 f_0 で圧電体から効率良く超音波を発生させるには，圧電体の厚さで決まる E がほぼ f_0 になっている必要がある。そうすると厚さが周波数 f_0 での波長の F になる。
5. 媒質に効率良く音波を伝達するために，また媒質から圧電体に効率良く音波を伝達するために圧電体の表面に G が設けられる。また，圧電体の背面に出る音波を吸収するために H が設けられる。
6. 超音波プローブには，圧電体を多数の短冊状の素子に切断した構造のものが多く用いられる。このような構造の超音波プローブを I という。

> 超音波プローブを床に落としたりすると素子の一部が壊れて画像の一部が出なくなることがあります。それは圧電素子が非常に薄く衝撃に弱いためです。この問題から，圧電素子の厚さをイメージできるようにしてください。

(**2.14**) 縦波の音速が 4.2×10^3 m/s の圧電セラミック材料で周波数 5.0 MHz の超音波を効率良く発生・受信するためには圧電体の厚さをいくらぐらいにするのがよいかを求めなさい。

(**2.15**) つぎの文の ☐ 内に該当する言葉を書き入れなさい。

1. 波長に比べて十分大きな平らな面音源から音波を発生させると，ある距離までは音波は広がることなく面に垂直な方向に伝搬する。この領域の音場を A という。この領域を過ぎると音波は次第に広がっていく。この領域の音場を B という。
2. 矩形振動子の遠距離音場では面音源に垂直な方向に音圧の高いピークが現れる。これを C といい，C の両脇に現れる小さな一連のピークを D という。

3. アレイ振動子は微細化された素子が多数配列された構造になっている。アレイ振動子が作る音場は，1素子が作る音場と線音源が多数配列された構造による音場の積で与えられる。このとき1素子が作る音場を [E] と呼び，線音源が多数配列された構造が作る音場を [F] という。
4. アレイ振動子ではアレイピッチが波長よりも大きいと単一の振動子には現れない不要な音場ピークが現れる。これを [G] という。
5. [G] が現れる物理的な理由はその方向で隣り合う素子間の [H] がちょうど波長の [I] となるからである。

(2.16) 口径 12 mm の平らな円板状振動子を周波数 2.5 MHz で駆動した場合の近距離音場と遠距離音場の境目の距離 X を求めなさい。媒質は水で，水の音速は 1.53×10^3 m/s とする。

(2.17) 素子ピッチ $d = 1.0$ mm のアレイ型超音波振動子を水中で周波数 5.0 MHz の連続波で駆動したとき，グレーティングローブが最も強く出る角度は何度かを求めなさい。水の音速 c は $c = 1.53 \times 10^3$ m/s とする。

(2.18) ドプラに関するつぎの文の [ ] の中に該当する言葉を書き入れなさい。
1. 音源あるいは観測者が移動している場合，観測される信号の周波数は音源の周波数からずれる。このずれた分の周波数を [A] という。
2. 観測者が静止している場合，[A] は音源の [B] に比例する。
3. ドプラ法の中で，反射源の距離はわからないが非常に速い血流の速さも検出できるのが [C] ドプラ法，非常に速い血流には不向きだが反射源の位置を特定できるのが [D] 法である。[D] が速い血流に不向きなのは [E] が起こるからである。
4. データを離散的にサンプリングした場合，サンプリング周波数の 1/2 以下の周波数成分は正しく再現されるが，1/2 より大きい周波数成分は正しく再現できないことを [F] といい，サンプリング周波数の 1/2 の周波数のことを [G] という。サンプリング周波数の 1/2 以上の周波数成分は折り返って表現される。

(2.19) 問題2.2のように，血管内を流れている血流に対して角度60度で 2.5 MHz のパルス超音波を当ててドプラ検出を行う場合についてつぎの問いに答えなさい。生体中の音速は 1.53×10^3 m/s とする。
1. ドプラ偏移周波数 f_d を求めたところ，f_d は 500 Hz であった。このとき血流の速さはいくらか。
2. パルス繰り返し周波数が 5.0 kHz のとき，血流の速さがいくらを超えると折り返し現象が起こるか。

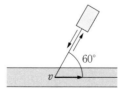

問図 2.2

3. 表示モードと画像の生成法

　超音波診断装置には，表示する情報によっていくつかの表示の仕方があり，診断目的によって使い分けられている。

　本章では，表示の仕方（これを表示モードという）とその生成法の原理および特徴について説明する。

3.1　Aモード，Mモード，Bモード

3.1.1　A　モ　ー　ド

　Aモードとは，**図3.1**(a)に示すように，超音波プローブで超音波パルスを体内（図では頭部）に発信し，体内からの反射および後方散乱信号を同じ超音波プローブで受信した信号（図(b)）を検波して図(c)のように表示したものをいう。これは反射・後方散乱信号の振幅を表示しているので，振幅を表す amplitude の頭文字をとってAモードという。Aモードでは，超音波ビーム上の反射・散乱体までの距離と反射・散乱の強さがわかる。

　Aモードは超音波の生体応用の初期の段階では用いられたが，情報量が少ないため現在で

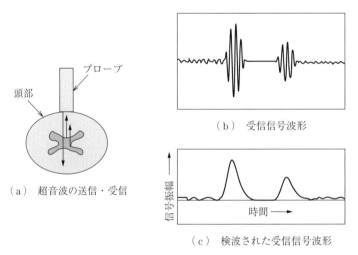

（a）超音波の送信・受信

（b）受信信号波形

（c）検波された受信信号波形

図3.1　Aモードの送信・受信方法と信号の表示

は医療応用にはほとんど用いられなくなった。ただし，これがこの後説明されるすべての
モードの基本になっているという意味で重要なものである。

3.1.2 Mモード

M モードとは，図3.2（a）に示すように，体内の一定方向に繰り返して超音波パルスを
送信し，1回ごとに図（b）のような A モードの信号を取り，信号の強さを白黒のレベルに
変換して，図（c）のように，横軸を時間にして表示するものである。そうすると，体内の
反射体が心臓のように周期的に動いている場合はその動きが波のように表現される（**図
3.3**）。動きの検出ができるので，動きの意味のmotionの頭文字をとってMモードと呼ばれ
る。Mモードは心臓の動きの異常の検出などの目的で現在も用いられている。

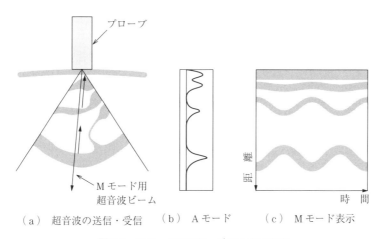

（a）超音波の送信・受信　（b）Aモード　（c）Mモード表示

図 3.2 Mモードの送信・受信と表示方法

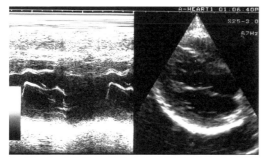

Bモード上の白点がMモード信号送受信方向を示している。

図 3.3 Mモードの表示例（この表示法ではどの方向のMモード信号かがわかるように，つぎに説明するBモード（断層像）と同時に並べて表示している。これを **B, M 同時モード**という）

3.1.3 Bモード

Bモードは超音波診断で最も広く用いられている表示モードである。Bモードでは，**図**

3.4に示すように，超音波ビームの方向を少しずつ空間的にずらしながら超音波パルスを送信する。これを**走査**（scanning）という。各方向からの反射信号の強さを白黒のレベルに変換し，そのビームの方向と反射信号の得られた時間に対応する距離に表示していくと図（b）のような画像が得られる。これがBモードであり，体内の断面の像，すなわち断層像である。Bモードという呼び名は反射信号の強さを白黒の明るさに対応させて表示することから，明るさを意味するbrightnessの頭文字をとったものである。断層像をBモードというのは超音波診断装置だけであり，CT装置，MRI装置など超音波以外では断層像をBモードとはいわない。

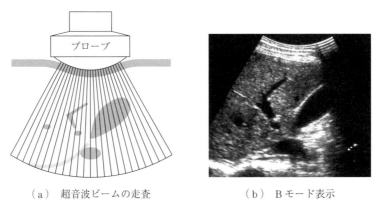

（a）超音波ビームの走査　　　　　（b）Bモード表示

図3.4 Bモードのための超音波の送信・受信とBモード表示

3.2 グレースケール表示

超音波診断装置での体内からの反射信号は非常に微弱な信号から強い反射信号までその振幅の幅が非常に広い。そこで，これを表示するのに受信信号を検波した後**対数圧縮**する。入力信号の対数値に対する対数圧縮された後の信号の関係を**図3.5**に定性的に示す。信号が非常に微弱な場合，出力信号は受信系のノイズレベル以下になり信号は検出されない。一方，信号が非常に大きくなると出力信号は飽和する。ノイズレベルから飽和レベルまでの幅を**受信系のダイナミックレンジ**という。これは装置のゲインを変えることによっても変わる。

Bモードの表示に当たっては対数変換された出力信号の大きさを，図の右側に示したような白〜黒のレベルに変換する。この白〜黒のレベルのことを**グレースケール**という。したがって，信号の強いところは白っぽく，信号の弱いところは黒っぽく表現されることになる。出力信号をどのようにグレースケールに割り当てるかは調整が可能で，表示幅を広くしたり狭くしたりできる。これを**表示のダイナミックレンジ**という。通常は表示のダイナミックレンジを60〜70 dBぐらいにするが，微妙なコントラストを見る場合は，グレースケー

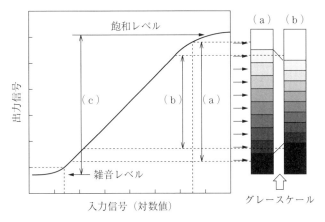

図3.5 信号の強さとそのグレースケール表示の仕方

ルの図（b）のように表示のダイナミックレンジを狭くすることもある。ただし，この場合は信号の強いところは飽和で白くなってしまい，微弱な信号は黒くなって見えなくなるという欠点がある。目的に応じて適切なゲインとダイナミックレンジにする必要がある。

3.3 Bモードの生成法

Bモードを得るためには，超音波ビームの方向を空間的に少しずつずらして送信しておのおのの位置で反射信号を受信することが必要であり，これを**超音波ビームの走査**という。走査のことをスキャン（scan）あるいはスキャニング（scanning）ともいう。走査にはいろいろなやり方がある。代表的な走査法を**図3.6**に示す。図（a）は表面が平らなリニアプローブを用いて超音波ビームの方向を横方向に少しずつ平行移動する方法であり，これを**リニア走査**という。リニア走査によってできるBモードは図に示すような長方形の形になる。図（b）は表面が凸型形状をしたコンベックスプローブを用いて超音波を少しずつずらしながら移動する方法で，この場合のBモードの形は図に示すような距離が長くなるに従って幅

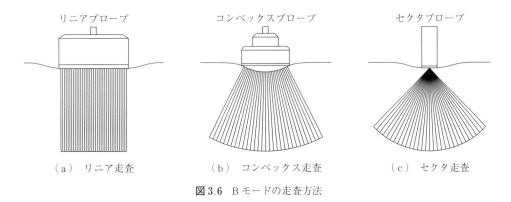

(a) リニア走査　　(b) コンベックス走査　　(c) セクタ走査

図3.6 Bモードの走査方法

が広がり，中央部が凸型をした形になる。凸型のことをコンベックス（convex）というので，このスキャン法を**コンベックス走査**という。図（c）は小さなセクタプローブから角度を少しずつ変えて超音波ビームを送受信する方法である。この走査でできるBモードは図に示すように扇を開いたような形になる。扇形のことを英語でセクタ（sector）ということから，この走査を**セクタ走査**という。

3.3.1 リニア走査，コンベックス走査のやり方

リニア走査は，超音波診断装置が開発された初期には単一素子を持つ超音波探触子を機械的に平行移動していた。しかし，現在は**図3.7**に示すように，多数の短冊状に振動子が配列されたアレイ振動子を用いて電子的なスイッチング操作によって行われている。原理は，まず1回目に複数個の素子，例えば，1から10の素子を用いて超音波を送受信する。このとき超音波ビームの中心は素子1～10の中央の①にできる。つぎに用いる素子を電気的なスイッチングで2～11に変えると超音波ビームの中央は②の位置に平行移動する。これを繰り返すと③，④とつぎつぎに少しずつ（この場合は1素子分だけ）平行移動した超音波ビームができる。これがリニア走査のやり方である。電気的なスイッチングで走査を行うので，これを**電子リニア走査**という。

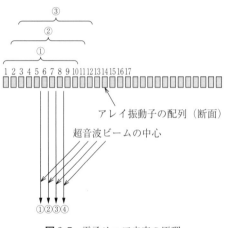

図3.7 電子リニア走査の原理

アレイ振動子が凸面上に並んでいると，電子リニア走査とまったく同じスイッチング操作で**電子コンベックス走査**になる。

3.3.2 セクタ走査と電子偏向

セクタ走査のやり方はリニア走査よりやや複雑である。図3.8に示すように，多数の微小なアレイ振動子を用いる。これらの振動子に①のように同じタイミングで電気的駆動パルスを加えると各素子から発生する超音波の波面は振動子の配列面に平行な面で揃うので，超音波は振動子配列面に垂直な方向に伝搬する。各素子を駆動する電気パルスのタイミングを駆動パルス②に示すように少しずつ等間隔でずらすと，各素子から発生した音波の波面は図に示すように振動子配列面に対して傾いた面で揃うことになる。そうすると，2章で説明したホイヘンスの原理に従って超音波はこの波面に垂直に，つまり振動子配列面に対し傾いた向きに進行することになる。各素子を駆動する電気的パルスの時間差を少しずつ変えて送信を

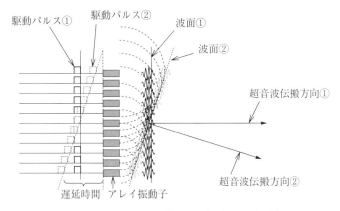

図 3.8　電子セクタ走査のやり方（送信の場合）

繰り返すと，図 3.6（c）に示したセクタ状の走査ができる。このようにして超音波の送信の向きを制御するやり方を，電子的に向きを偏らせるという意味で**電子偏向**という。駆動する電気パルスの時間差を作るのに**可変遅延線**という素子が用いられている。

電子セクタ方式で信号を受信する場合を表したのが**図 3.9**である。アレイ振動子の配列面に対して角度 θ で超音波が斜めに入射する場合，超音波の波面は①のように傾いている。したがって，各素子で受信される信号には②に示すように時間的なずれが生じる。おのおのの信号に対して可変遅延線で遅延量を調整してやると，ちょうど③に示すように同じ時間で信号が出てくるようにすることができる。それを加算器で加算すると大きな出力信号が得られる。遅延線の設定を変えてやることで受信される角度 θ が変わる。電子セクタ走査の受信はこのようにして行っている。

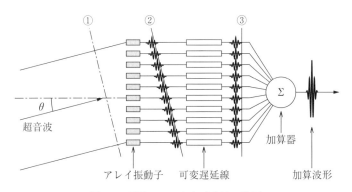

図 3.9　電子セクタ走査（受信の場合）

▶▶▶応用・発展

メカニカル走査：図 3.10 に示すように，単一振動子を機械的に振り子のように揺動させる，あるいは振動子を回転させて超音波を走査する方法があり，これをメカニカルセクタ走査，メカニカルラジアル走査という。現在でも，一部特殊なプローブでは使われている。

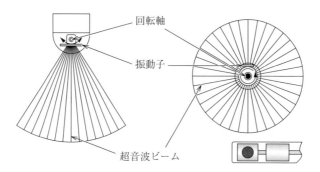

　　　　（a）メカニカルセクタ走査　　　（b）メカニカルラジアル走査

図 3.10　メカニカル走査

3.3.3　電 子 集 束

　これまでは超音波ビームの走査方法について，電子リニアおよびコンベックス走査では使用する素子のスイッチング操作，電子セクタでは電子偏向による走査について説明してきた。電子スキャン法の場合は，これらの走査に加えて超音波ビームを集束するために**電子集束**を行っている。

　送信時の電子集束はアレイ振動子の各素子を駆動するタイミングを，**図3.11**の上部に示すように，両端の素子を早く，中央部の素子を遅く時間軸上で円弧状になるように駆動する。そうすると，各素子から発生した超音波の波面は図に示すように円弧状の面で揃うことになり，ホイヘンスの原理に従ってつぎつぎと形成される波面は焦点に向かって次第に絞ら

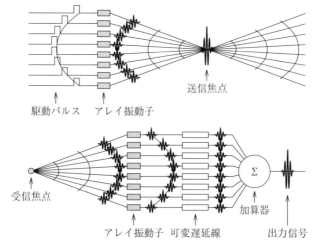

図 3.11　送信時（上部）および受信時（下部）の電子集束

れ，焦点を過ぎると広がっていく。これが送信時の電子集束である。一方，受信時は設定する受信焦点からの波面が配列された振動子に到達する時間が異なる。そこで，各素子の受信信号に対して可変遅延線でちょうど受信信号のタイミングが同時になるように遅延を与える。そうすると，受信焦点からの信号が同位相で加算されて大きくなる。これが受信時の電子集束である。

3.3.4 電子集束と音響レンズによる集束の組合せ

超音波の集束は電子集束だけでなく，2章で説明した音響レンズでも行われる。その様子を示したのが**図3.12**である。電子リニアプローブの場合を示しているが図のスキャン方向では電子集束が，これに直交するレンズ方向では音響レンズによる集束が行われる。ここではリニアプローブの例で示すが，他の電子スキャンプローブでも基本的に電子集束と音響レンズによる集束が組み合わされて使われている。

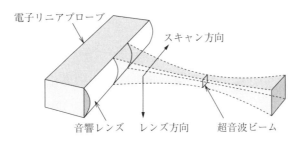

図3.12 電子集束と音響レンズによる集束の組合せ

3.3.5 Bモードのリアルタイム性

超音波診断装置と他の画像診断装置を比較した場合の特長の一つとしてリアルタイム性がある。画像の形成に必要な情報の入手から画像が表示されるまでの時間がごく単時間で，つぎつぎと新しい画像に更新されていく場合をリアルタイム性が良いという。リアルタイム性は実時間性ともいわれる。

超音波診断装置の場合のリアルタイム性を考えてみる。例として，128素子のコンベックスプローブを用いて腹部の画像を得る場合を取り上げる。単純化するために24素子を同時に駆動し，超音波ビームの走査を短冊状の振動子を1素子ずつずらして行う場合を考える。そうすると，プローブの端から端まで走査すると超音波ビームの数 N は $128-24=104$ となる。これを1画面当りの走査線数という。また，画像上でプローブ表面から最も深い位置までの距離を視野深度という。腹部なので視野深度 L を 18 cm とする。まず，1本の超音波ビームが生体中を 18 cm 往復する時間 t を求める。生体の音速 $c=1.53\times10^3$ m/s とすると

$$t = \frac{2L}{c} = \frac{0.18 \times 2}{1.53 \times 10^3} = 0.235 \times 10^{-3} \approx 0.24 \times 10^{-3} \ [\text{s}]$$

この時間が1本の超音波ビームのために最低必要になる。実際は，1本の超音波ビームの受信が完了してからつぎの超音波ビームを送信するまでは少しその準備に時間がかかるので，その時間を15 μsとすると，1本の走査線からつぎの走査線までの時間 T_r は

$$T_r = (0.235 + 0.015) \times 10^{-3} = 0.25 \times 10^{-3} \ [\text{s}]$$

となる。T_r の逆数

$$f_r = \frac{1}{T_r} \tag{3.1}$$

のことを**パルス繰り返し周波数**，あるいは，**レート周波数**という。そうすると，1画面を作る104本の超音波ビームの送受信のために必要な時間を T_F とすると

$$T_F = T_r N = 0.25 \times 10^{-3} \times 104 = 26 \times 10^{-3} \ [\text{s}]$$

となる。つまり，1画面が26 msで作れることになる。1秒で取れる画像数を N_F とすると

$$N_F = \frac{1}{T_F} = \frac{1}{26 \times 10^{-3}} = 38.46 \approx 38 \ [\text{s}^{-1}]$$

となる。これを**フレーム数**という。

ここで計算してみたのは一例であって，実際にはもっと走査線数を増やしたり，少なくしたりしているが，超音波のBモード像は1秒間に数十回というオーダの新たな画像ができることになり，優れたリアルタイム性を有していることがわかる。

3.4 2Dドプラ

2章で説明したFFTドプラ（パルスドプラ，連続波ドプラ）は，図2.37に示したように横軸に時間，縦軸にドプラ偏移周波数が表示されており，この表示モードをDopplerの頭文字をとってDモードといっている。Dモードが一定位置あるいは一定方向のドプラ情報を表示するのに対して，超音波ビームを2次元的に走査して2次元的なドプラ情報を表示するのが **2Dドプラ** である。2Dドプラにはドプラ情報の何を表示するかでカラードプラ，パワードプラ，組織ドプラがある。

3.4.1 カラードプラ

カラードプラでは，図3.13に示すように，一つの方向に数回超音波パルスの送受信を繰り返して超音波ビーム上の各位置のドプラ偏移を計測し，つぎに送受信する方向を少しずらして同様に送受信を行う。これを繰り返すことで面内のドプラ情報をすべて取得する。取得されたドプラ偏移周波数は速度情報に換算され各点の速さを色に変換して表示する。これが

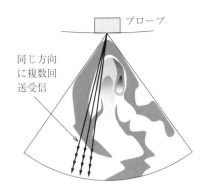
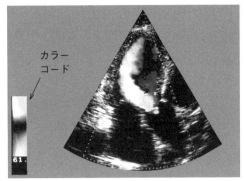

(a) カラードプラの走査法　　　　(b) カラードプラの表示

(b)のカラーコードは，縦方向が速度，横方向が分散にコード化されている．カラーは通常プローブに近づく方向を赤系統，遠ざかる方向を青系統のカラーで表示する．

図 3.13　カラードプラの走査法とカラードプラの表示

カラードプラである．カラードプラは **CFM** とも呼ばれるが，これは color flow mapping の意味である．

　B モードが反射信号の大きさをグレースケールで表示しているのに対し，カラードプラでは速さの情報を**カラーコード化**して表示しているという大きな違いがある．速度をカラーコード化する際，速度の大きさだけでなく速度のバラツキである分散を計算して，これをカラーコード表現することも行われている．また，B モードでは一方向は 1 本の超音波ビームで信号が取れるのに対して，カラードプラでは，ドプラ信号を検出するために一方向に数回超音波の送受信が必要な点も大きな違いである．

　カラードプラは，心臓の診断だけでなく頸動脈あるいは腹部や体表臓器の診断などに幅広く使われている．特に，心臓の血流異常の検出にはなくてはならない診断法になっている．

3.4.2　パワードプラ

　カラードプラが血流の速さ，すなわちドプラ信号の周波数情報をカラー表示するのに対し，ドプラ信号の強さをカラー表示するのが**パワードプラ**である．パワードプラのことを**カラーアンジオ**ともいう．パワードプラには，**図 3.14**（a）にその例を示すように，ドプラ信号の強さを暖色系カラーで表示するものと，図（b）のようにプローブに近づくドプラ信号の強さを暖色系，プローブから遠ざかる方向のドプラ信号の強さを寒色系で表す方向分離型のパワードプラもある．パワードプラには，比較的動きの遅い血流が見やすくなるという利点があるといわれている．

54   3. 表示モードと画像の生成法

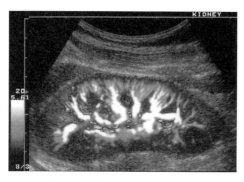
（a）腎血流のパワードプラ表示

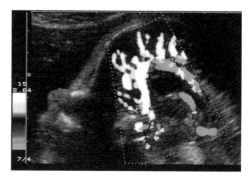
（b）胎児頭部血流の方向分離パワードプラ表示

図 3.14　パワードプラ（カラーアンジオ）の例

3.4.3　組織ドプラ

　カラードプラ，パワードプラが体内の血流の表示を対象としているのに対し，血流に比べると動きが遅く，かつ反射信号が非常に強い組織の動きによるドプラ偏移を捉えて表示するのが**組織ドプラ**である。その例を**図 3.15**に示す。組織ドプラは tissue Doppler imaging の頭文字をとって**TDI**とも呼ばれている。組織ドプラは一部で心筋の動きの観測などに用いられているが，診断法として一般化しているとはいえず，まだ研究レベルにとどまっているのが現状である。

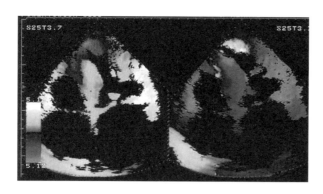

図 3.15　心筋の組織カラードプラ像

　MTIフィルタ　　カラードプラでは，対象となる血流からのドプラ信号はかなり微弱な信号である。ゆっくり動いている組織からは大きなドプラ信号が入ってくるので，これが微弱な血流信号の検出の妨げになることがある。これを避けるために，ドプラ偏移した信号を検出した後で，**図 3.16**に示すように，ドプラ偏移周波数の低い部分をフィルタで削除する方法が用いられる。図（a）はフィルタの入力信号を示しており，図（b）はフィルタの出力信号を示している。ゆっくり動いているもの，あるいはほとんど動かないものからの反射を固定反射あるいはクラッタというので，このフィルタを**固定反射除去フィルタ**，あるいは**ク**

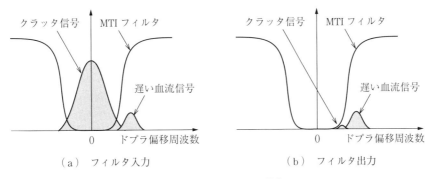

（a）フィルタ入力　　　　　　　　（b）フィルタ出力

図 3.16　MTI フィルタの働き

ラッタフィルタという。固定反射除去フィルタを **MTI フィルタ**ということもある。MTI とは moving target indication の頭文字をとったものであり，「移動物体表示」という意味である。この技術は，**図 3.17** に示すように，レーダで建物，山，雲などほとんど動かないものからの乱雑な反射信号と移動する飛行物体からの反射信号を切り分けるために用いられたので，この名前がつけられた。特に遅い血流はクラッタの影響を大きく受けるので，MTI フィルタが重要である。

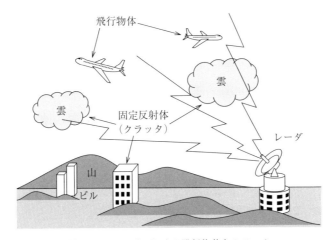

図 3.17　レーダにおける飛行物体とクラッタ

演 習 問 題

(3.1) つぎの文の □ の中に適切な言葉を入れなさい。[ ] には適切な英単語を入れなさい。

1. M モードは一定方向に繰り返して超音波パルスを送信し，反射信号の強さの時間変化を表示するモードで，□ A □ のように動いている臓器の動きを観察するのに適しており，通常横軸に □ B □，縦軸に □ C □ をとり，反射信号の強さは □ D □ で表示する。M モードの M は英単語の [E] の頭文字である。M モードは現在も動きの観察に使われている。

2. Bモードは超音波ビームを断面内で2次元的に　F　し，反射信号の強さを　G　で表示して断層像を得るモードである。BモードのBは英単語の［　H　］の頭文字である。

(3.2) Bモードの走査法に関するつぎの文に適切な言葉を入れなさい。
1. 電子リニア走査が行われるプローブは　A　プローブである。1本の走査線を得るには　B　の素子を同時に送受信に用い，その中心に最大値を持つ超音波ビームを形成する。ビーム位置をずらすためには電子的な　C　で用いる素子群をずらす。これを繰り返すことで矩形状の断面の走査が行われる。
2. 電子コンベックスプローブの走査方法は基本的に電子リニアと同じであるが，プローブ表面形状が　D　になっているために走査断面は距離が長くなるに従って幅が広がり中央が凸の画面形状になる。
3. 電子セクタ走査が行われるプローブは　E　プローブである。走査には　F　技術が用いられる。これは走査するビームの角度に応じてプローブの各素子に少しずつ異なる　G　を与えて素子を駆動あるいは受信する技術である。
4. 電子スキャンプローブで送信・受信する超音波ビームを集束するのにスキャン方向では　H　が，スキャン方向と垂直な方向では　I　が用いられる。

(3.3) つぎの文の　　　の中に適切な言葉を入れなさい。
1. Dモード（ドプラモード）は超音波が血球などの動いている物体に当たると反射波の周波数が変化する　A　効果を利用して血流の速さなどを検出するモードである。動きの速さに比例する周波数の変化分を　B　という。ドプラには　C　を用いるパルスドプラと　D　を用いる連続波ドプラがある。
2. パルスドプラは超音波パルスを送信してからドプラ信号を検出するまでの時間からドプラ源までの　E　がわかるが，連続波ドプラでは方向はわかるが　F　はわからない。また，パルスドプラではドプラ偏移周波数がパルスの繰り返し周波数（レート周波数）で決まる　G　を超えると　H　現象が起こるが連続波ドプラでは起こらない。
3. ドプラ法による血流の2次元表示には，血流の速さをカラー表示する　I　と血流によるドプラ信号の強さをカラーで表示する　J　とがある。また，組織の動きをドプラ法で捉えてカラー表示する方法として　K　がある。

(3.4) 生体中の音速を 1.53×10^3 m/s として，深さ 15 cm の Bモードの生成に関するつぎの問いに答えなさい。
1. 生体中 15 cm を超音波が往復する時間を求めなさい。
2. 1断面を 120 本の走査線で構成するとして1断面の走査を行うのに必要な時間を求めなさい。15 cm 深さの信号を受信してからつぎの超音波ビームを送信するまでの時間は 15 μs とする。
3. 1秒間におよそ何枚の画像が作れるかを求めなさい。

4. 超音波診断装置の構成

4.1 装置の全体構成

超音波診断装置の外観を**図 4.1**に示す。基本的な構成要素は電源，本体電子回路，プローブ，表示用モニタ，操作パネルなどである。持ち運びができるように脚輪（キャスタ）がついている。簡単に持ち運びができることは超音波診断装置の特長の一つである。

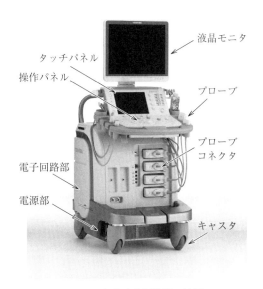

図 4.1　超音波診断装置の外観

プローブは超音波を送受信するためのもので，プローブコネクタで本体に繋がれる。プローブの動作についてはすでに 2 章，3 章で説明した。どんなプローブがどんな目的で使われるかは 7 章で説明する。

モニタは画像を表示するためのものであり，以前はモニタとして CRT モニタ，すなわちブラウン管が使われていたが，現在は液晶モニタの装置が多くなっている。

操作パネルおよびタッチパネルは，表示モード，ゲイン，ダイナミックレンジの切り替え

や，各種の計測，あるいは患者情報などの入力に用いられる。記録が必要な画像を記録するために以前は画像プリンタ，VTR などの記録装置が用いられたが，最近の装置は内蔵された大容量の記録媒体に記録し，必要なときに呼び出すことができるようになっているものが多い。

4.2 電子回路

図 4.1 は外観であるが，これを回路ブロック図に表したものが**図 4.2** である。構成は全体を制御する **CPU**（central processing unit）と**送信系電子回路**，**プローブ**，**受信系電子回路**，**表示装置**および**操作パネル**の六つの大きなブロックからなる。なお，ここでは各ブロックに必要な電源を供給している電源部や記録装置などは省略している。

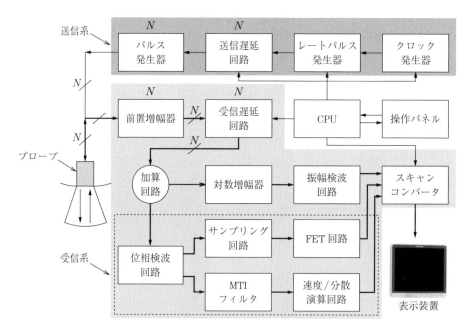

図 4.2 超音波診断装置の構成図

4.2.1 CPU

装置全体を制御するのが **CPU** である。装置の基本的な動作の制御とともに，操作パネルからの入力に従って種々の制御を行う。

4.2.2 送信系電子回路

送信系電子回路は超音波プローブから発生する超音波ビームの偏向および電子集束を行う

ためにプローブの各素子を駆動する電圧パルスの遅延時間を**送信遅延回路**で制御し，設定された大きさの電圧パルスを**パルス発生器**で作成して各素子を駆動する。超音波ビームを走査するために超音波の発生は繰り返し行われるが，これはクロック発生器で正確な周波数で振動する水晶振動子の振動をもとにして作成されるクロック信号を参照して**レートパルス発生器**で作られるレート信号によって制御される。送信遅延回路およびパルス発生器は最大駆動素子数分の数が必要になる。図4.2ではそれをNで示している。

4.2.3 受信系電子回路

プローブで受信された電気信号は，まず**前置増幅器**で増幅される。**受信遅延回路**で受信時の偏向および集束を行うために遅延の制御を行った後，**加算器**で加算される。この後の処理はモードによって異なる。

Bモード，Mモードでは，加算された信号は**対数増幅器**で対数圧縮され，その後**検波回路**で検波され**スキャンコンバータ**に入力する。スキャンコンバータは入力信号を表示すべき画像の形に変換し，変換した信号を**表示装置**に送る。この信号によってBモードあるいはMモードが表示装置に表示される。

ドプラモードおよびカラードプラモードでは，加算器の出力は**位相検波器**で位相検波されドプラ偏移信号の検出が行われる[†]。FFTドプラでは，位相検波回路の出力が**FFT回路**に入り周波数分析されて，それがスキャンコンバータに入力して表示する形に変換され表示装置にドプラ波形が表示される。カラードプラの場合は，位相検波回路の出力は**速度/分散演算回路**に入力し速度と分散の大きさが求められる。その結果がスキャンコンバータに入力し表示の形に変換されて表示装置に表示される。現在では，スキャンコンバータの入力以前にA/D（アナログ-デジタル）変換を行い，デジタル信号に対して処理を行う**デジタルスキャンコンバータ**が用いられており，これを**DSC**（digital scan converter）という。

また，最近の超音波診断装置は前置増幅器で増幅した後の信号を直接**A/D変換**し，図4.2の受信遅延回路以降の信号処理をすべて**デジタル信号処理**で行う**デジタル超音波診断装置**になっている。

[†] 位相検波回路の動作：位相検波回路では，入力信号Vと基準信号V_0の掛け算が行われる。入力信号はドプラ偏移を受けているとして$V=A\sin\{2\pi(f_0+f_d)t\}$と表し，基準信号を$V_0=B\sin(2\pi f_0 t)$としてこれら二つの信号の積をとると，
$$V\times V_0 = A\sin\{2\pi(f_0+f_d)t\}\times B\sin(2\pi f_0 t)$$
$$= -\frac{AB}{2}[\cos\{2\pi(2f_0+f_d)t\}-\cos(2\pi f_d t)]$$
となる。第1項は二つの信号の和の周波数成分，第2項は差の成分すなわちドプラ偏移周波数成分になる。したがって，二つの信号の積をとった後で低域通過形フィルタで和の周波数成分を除くと，ドプラ偏移周波数成分のみが得られることになる。

4.3 操作パネル

実際に超音波診断装置を使う場合，電源投入後は操作パネルでの操作とプローブを用いたスキャンとが行うことのほぼすべてである。操作パネルの操作は多種多様であるため，慣れないとなかなか適切に使いこなすことができない。使いこなすためには，操作パネルにはどんな機能があるのかを知っておくことが前提となる。ここでは，基本的と思われることに限定して説明する。

操作パネルで行うおもな操作を列記すると，

- プローブの選択
- 被検者情報の入力
- 画像の調整（ゲイン，STC，ダイナミックレンジ）
- 表示モードの選択（B，M，D，CFM など）
- ボディマークの入力
- 画像の静止，記録
- 各種計測（距離，周囲長，面積など）

などがある。

図 4.3 に超音波診断装置のパネルの例を示す。操作を始めるに当たって被検者の情報を入力する場合は，**初期設定**を押し**キーボード**から情報の入力を行う。検査は，適切な画像が得られる条件で行う必要がある。そのために，画像を出してみて画像の白さ，黒さおよびノイ

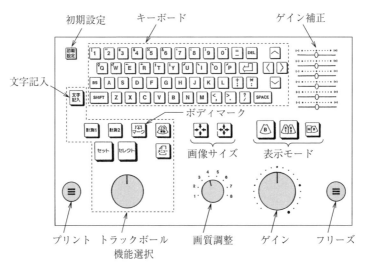

図 4.3 超音波診断装置の操作パネルの一例

ズの出方を見て**ゲインツマミ**を回して適切なゲインに調整する。ゲインを上げすぎると画像が白っぽくなり信号の強い部分は飽和して白くつぶれてしまったり，ノイズが目立ったりする。ゲインが低すぎると信号の弱い部分がみな黒くなって情報が失われる。ゲインには深さ方向の一部分だけを何段階かに分けて独立にコントロールする**ゲイン補正**がついている。これは **STC**（sensitivity time control）とも呼ばれる。また，画質調整のツマミを回すと辺縁の鋭さなどの画質が変化するので，診断目的に合わせて調整する。**表示モード**はモニタに B モード，M モードあるいは B と M を同時に表示するのかなど表示するモードの選択を行う。**画像サイズ**をクリックすると画像の大きさが変わるので，目的に応じて画像サイズを調整する。画像サイズを変えると表示のフレーム数も変化することが多い。

　検査を始めると画像を確認したり，計測したり，あるいは撮影のために画像を静止させる必要が起こる。これを行うのが**フリーズ**である。一度押すといま撮影している画像が静止画像になってモニタ上に現れ，もう一度押すとフリーズが解除され動画に戻る。静止させた画像を記録に残したい場合は**プリント**を押す。記録する画像がどの部位でどのようにプローブを当てた画像であるかが後でもわかるようにするためには**ボディマーク**を使用する。ボディマークを押すとボディマークが画面に表示され，**トラックボール**でボディマークの種類が選択できる。トラックボールを使用して選択したボディマーク上のプローブの位置と角度を調整することができる。

　長さ，面積，周囲長，あるいは振幅，時間（M モードの場合）の計測は静止させた画像上で**トラックボール/機能選択**を用いて行う。

　以上，パネルについて最も基本的な部分だけ説明したが，操作パネルは装置によって異なるので，使用に際しては装置についている取扱説明書をよく読んでよく理解したうえで操作を行うことが必要である。

演 習 問 題

(**4.1**) 超音波診断装置の構成に関係ないものはどれか。
   1. 受信コイル
   2. パルス発生器
   3. 前置増幅器
   4. インバータ式高圧発生装置
   5. A/D 変換器
   6. 対数増幅器

4. 超音波診断装置の構成

7. 圧電振動子
8. シンチレータ
9. 位相検波回路
10. スキャンコンバータ

(4.2) 超音波診断装置のBモードの操作に関するつぎの文に適切な言葉を入れなさい。

1. ［ A ］が高すぎると画像は白っぽくなりノイズが目立つようになる。
2. 像の深さのある部分のゲインを調整するには［ B ］を用いる。
3. 表示の［ C ］が適切でないと強い信号が飽和したり，弱い信号が黒くなって見えなくなる。
4. 静止画を観察したり，あるいは記録するために画像を静止させるには［ D ］を用いる。
5. どの部位で撮影したかを記録するには［ E ］を用いる。

(4.3) 関係のない組み合わせはどれか。

1. 送信パワー ────────── ゲイン
2. 表示されるノイズレベル ──── ゲイン
3. 走査線数 ──────────── フレーム数
4. 飽　和 ─────────── 表示のDR（ダイナミックレンジ）
5. 装置の移動 ────────── キャスタ

5. 分解能と S/N

　画像診断装置では，表示される情報がどのような分解能で表示されているのかを知っていないと，その情報を読み過ぎたり読み落としたりすることがあるので，分解能を知ったうえで用いる必要がある。超音波診断装置では，隣接する2点の空間的な識別能力を表す**空間分解能**，輝度の差を識別する能力を表す**濃度分解能**，時間的な識別能力を表す**時間分解能**，および血流速の測定における速さの識別能力を表す**速度分解能**などが重要である。

5.1 空間分解能

　隣接する2点間の識別能力を表すのが空間分解能であるが，これは超音波の伝搬方向の2点間の識別能力を表す**距離分解能**と超音波の伝搬方向に垂直な方向での2点間の識別能力を表す**方位分解能**とがある。

5.1.1 距離分解能

　図5.1に ΔL だけ離れた2点から，振幅の同じ二つのパルス波が反射してきた場合の波形の例を示す[†]。この波形の場合，ΔL が波長の2倍までは二つのパルス波形はほぼ完全に分離している。さらに，ΔL が小さくなると二つのパルス波は重なり始め，$\Delta L = \lambda$ になると分離識別が可能かどうか微妙になっている。$\Delta L = 0.75\lambda$ では二つのパルスの重なりが大きくなり分離識別はできない。そして，$\Delta L = 0.5\lambda$ になると一つのパルスにしか見えなくなっている。距離方向で近接する2点からの反射波形の識別は2点間の距離が短くなると困難になってくる。このように，**距離方向の2点がどこまで識別可能かを表すのが距離分解能**である。距離分解能はつぎに説明するように超音波パルスの波形によって変わるが，図5.1に示すような短いパルス波形の場合は，おおむね波長オーダが識別限界になると考えてよい。

　もう一つ重要なことは，距離分解能の周波数依存性とパルス幅依存性である。**図**5.2（a）

[†] ΔL だけ離れた位置からの反射波はその間を往復するので，受信波形では $2\Delta L$ を伝搬する時間だけずれる。

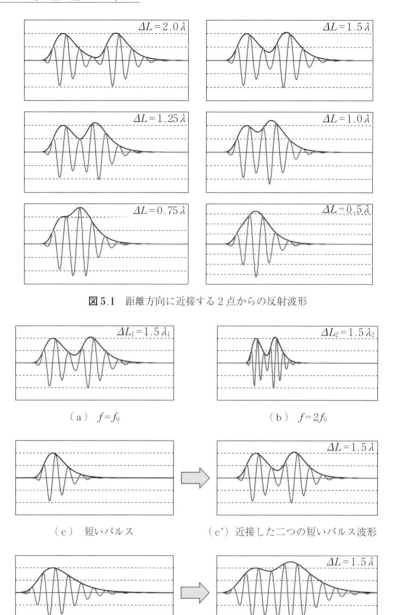

図 5.1 距離方向に近接する 2 点からの反射波形

(a) $f=f_0$
(b) $f=2f_0$

(c) 短いパルス
(c′) 近接した二つの短いパルス波形

(d) 長いパルス
(d′) 近接した二つの長いパルス波形

図 5.2 周波数と距離分解能,パルス幅と距離分解能

と(b)は同じ波形で周波数が異なる場合を示しているが,周波数が高くなると分解できる距離は周波数に逆比例して短くなることがわかる。一方,周波数が同じでも図(c)と(d)のように短いパルスと長いパルスを比較すると,短いパルスでは $\Delta L=1.5\lambda$ で分離識別可能であるが,長いパルスの場合は $\Delta L=1.5\lambda$ では分離識別が困難になっている。このよう

に距離分解能はパルス波形にも依存する。

以上からわかるように，一般に，

周波数が高くなるほど距離分解能は良くなる

パルス幅が短いほど距離分解能は良くなる

と理解してよい。

5.1.2 方位分解能

（a） スキャン方向方位分解能　図5.3（a）は，焦点近傍にある点反射体からの反射波を受信する場合の信号分布の例を示している。これは，図中に示すパルス波に対する送信音場と受信音場の積すなわち送受総合の音場分布で決まる。この図で見られるように，点からの反射波は空間的な広がりを持っている。この半値幅を W とし，同じ距離でスキャン方向に Δx だけ離れた二つの点がある場合の信号分布がどうなるかを計算した結果が図（b），（c），（d）である。Δx が $2.0W$ では2点からの反射波は二つの点として明瞭に識別でき，Δx が $1.5W$ ぐらいまでは2点は分離識別可能である。Δx が $1.2W$ では中央の反射信号の落ち込みはおよそ 2 dB であり，2点の分離識別は難しい状態になっていることがわかる。このように，スキャン方向の方位分解能は送受総合の音場分布で決まり，識別限界は送受総合音場の半値幅よりやや大きな値になる。

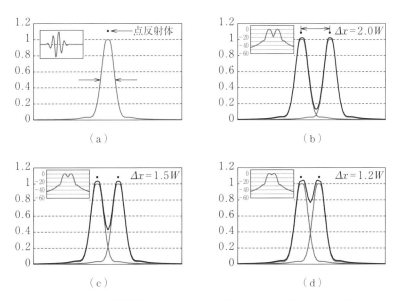

図5.3　孤立点および等距離でスキャン方向に並ぶ2点の受信信号分布（図中の小さなグラフは縦軸を dB にしたもの）

スキャン方向方位分解能を決めるのはスキャン方向の音場分布であり，ある周波数での音場分布は基本的に送信，受信の素子数と集束点で決まる。受信時には受信に用いる素子数と

集束点を段階的に，あるいはほぼ連続的につぎつぎと変えながら受信することが可能である。これを多段集束あるいは連続集束といい，スキャン方向方位分解能の改善に使用されている。

（b）**音響レンズ方向方位分解能**　レンズ方向の分解能についてもスキャン方向とまったく同様に送受総合の音場が分解能を決める。送受信音場はスキャン面に垂直な方向の音響レンズの集束で決まる分布をしている。この音場の強い範囲内でレンズ方向に離れた2点があると，それは分離されずに一つの点として表示されることになる。この分解能はCTのスライス厚方向の分解能に相当する。

図5.4は，音場分布を模式的に示すものであるが，この図からわかるように音場分布は距離によって異なる。したがって，**超音波診断装置の方位分解能は距離によってかなり異なる**ということを十分に理解しておくことが大切である。

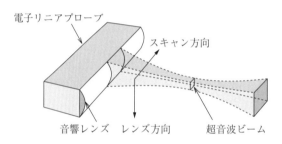

図5.4　電子スキャンによる音場分布の模式図

（c）**ファントムによる空間分解能のチェック**　空間分解能のチェックは，生体組織と類似の音速および減衰を有する媒質中に細いワイヤあるいは管腔構造を埋め込んだファントムのBモード像で行える。図5.5はワイヤファントムのBモード像である。この画像からワイヤが小さな白い点で表示されている近距離では方位分解能，距離分解能が良く，深部に

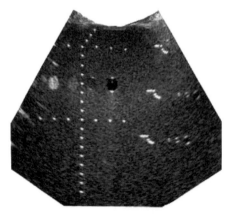

図5.5　ワイヤファントム像

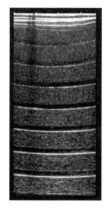

図5.6　管腔ファントム像

行くに従って点が大きくなり，方位分解能，距離分解能がやや悪くなっていることが見てとれる。一般に，深部では方位分解能も距離分解能も悪くなることが多い。一方，**図 5.6** は同じ直径の管腔構造に平行にプローブを置いて得られた B モード像である。管腔がきれいに抜けて見えている部分はスライス厚が管腔と同程度以下になっており，管腔がすっきり抜けて見えない近距離および遠距離部分ではスライス厚が管腔よりも大きいために周辺の媒質からの反射信号が重なって表示されていることを表している。

5.2 濃度分解能

超音波診断装置では，生体内の組織あるいは組織境界からの反射あるいは後方散乱された超音波を受信し，4 章の受信系電子回路で説明したように信号の強さを対数圧縮した値を，3 章のグレースケール表示で説明したように白から黒のレベルに変換して表示している。どれぐらい小さな信号レベルの違いを違いとして認識できるかの限界を表すのが**濃度分解能**である。**濃度分解能は，雑音レベル，サイドローブやグレーティングローブのレベル，および表示のダイナミックレンジによって変わる**。雑音は信号に重畳されてくるので，雑音レベルと同等な信号差の識別は困難になる。サイドローブやグレーティングローブの信号が本来の信号に重畳されると，雑音の場合と同様にサイドローブ，グレーティングローブと同等の信号差の濃度差の識別は困難になる。また，表示のダイナミックレンジを広げすぎると微妙な濃度差の識別は困難になるので注意する必要がある。雑音の影響やサイドローブ，グレーティングローブの影響がない範囲であれば，表示のダイナミックレンジを狭くすると微妙な信号差のグレースケール上の濃度差が大きくなるので識別しやすくなる。

以上説明した中で，サイドローブ，グレーティングローブは大小の差はあるが，超音波探触子が作る音場に基本的に存在する。この影響を少なくし濃度分解能を改善する技術として生体内で発生する高調波を利用する技術が開発されたが，それについては 8 章の最近の技術進歩で説明する。

5.3 時間分解能

超音波診断装置では，超音波ビームを送信しその反射信号を捉えて 1 本の走査線の情報を取得し，それを 1 画面を形成する走査線数の数だけ繰り返すことで 1 枚の画像が得られる。したがって，1 枚の画像からつぎの画像になるまでには 1 本の超音波ビームが表示する深さを往復する時間と走査線数の積で決まる時間が最低でも必要である。つまり，画面が更新される時間より短い時間の動きは検出できない。それが B モードの時間分解能である。動き

が激しく時間分解能が必要な場合（心臓で特に小児の心臓は動きが速い）には時間分解能を上げるために操作線数を減らしたり，視野深度を短くしたり，さらには1本の送信ビームに対して複数の方向からの受信信号を取得することで時間分解能を上げている。1本の送信ビームで複数方向からの受信を同時に行うことを**並列同時受信**という。

時間分解能を表現するものとして1秒間に何回画面が更新されるかをフレーム/s（F/s）で表す。この数が大きいほど時間分解能は良い。

5.4 速 度 分 解 能

ドプラ効果を用いた速度の検出については3.4節で説明した。この速度検出においてどれぐらいの速度差が差として識別できるかが**速度分解能**である。**一般に，観測時間が長いほど，またもともとのパルス波形のスペクトル幅が狭いほど速度分解能は良くなる**[†]。連続波ドプラは観測時間が長く，もともとのスペクトルは線スペクトルなので速度分解は非常に良い。パルスドプラは観測時間が短く，またもともとのパルスのスペクトルも広いので連続波と比較すると速度分解能が悪く，特にカラードプラでは観測するパルス数が少ないので速度分解能は悪くなる。

▶▶▶応用・発展

速度分解能と観測時間：われわれが動きを認識する場合，早く動いているものが動いているかどうかは短時間それを見るだけでわかる。しかし，非常にゆっくり動くものを動いているかどうか確かめるためには，それを長時間見ていないと動いているかどうかわからない。観測時間と速度分解能の関係はこれと基本的に同じであると考えてよい。

[†] 3章のドプラの節では説明を単純化するために連続波もパルス波も十分に長い時間続いている場合を考え，その周波数スペクトルは線スペクトルであるとしてドプラ効果を説明した。しかし，実際の装置では，時間をそんなに長くとることはできない。時間が限られるとそのスペクトルは線ではなく，持続した時間の逆数に比例する幅を持ったスペクトルになる。すなわち，実際のパルスドプラの検出は図の上段に示すように幅を持ったスペクトルでのドプラ偏移周波数となる。ドプラ偏移周波数は少しずつ異なるので，位相検波されると図の下段に示すように各スペクトルが少しずつずれて重なり，さらに幅が広がる。この広がりのために，速度の差が少ない場合はドプラ偏移周波数の差も少なくなり，その差の区別が困難になる。つまり，速度分解能は位相検波後のドプラ偏移信号の周波数スペクトルの広がりで決まる。この広がりはパルスを繰り返している時間（これを**観測時間**という）ともともとのパルス波形のスペクトルで決まる。

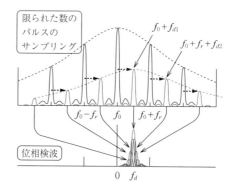

パルスドプラの周波数スペクトル

スペックルパターンと空間分解能　超音波診断装置の肝臓のBモード像をよく見ると血管などの構造物のない肝臓実質部分が，図5.7に示すように，グレースケールレベルの異なる細かな点で構成されていることがわかる。これは，肝臓実質の細かな構造をそのまま表現しているものではない。超音波診断装置の空間分解能よりも十分小さな多数の散乱体からの散乱波を受信すると，散乱波の干渉によって受信信号の大きさが変動する。それがグレースケールレベルの変化になる。このように，空間分解能よりも十分小さな散乱体からの散乱波の干渉によって起こる細かなパターンのことをスペックルパターン（speckle pattern）という（speckle：小斑点）。

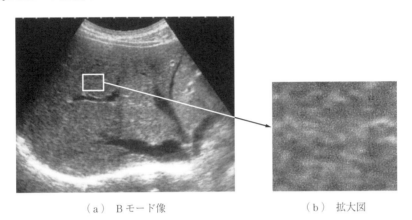

(a) Bモード像　　　　(b) 拡大図

図5.7　肝臓のBモード像と実質部の拡大図

図5.8にワイヤファントムのワイヤ像とスペックルパターンの拡大図を示す。スペックルパターンの大きさは空間分解能に対応するといわれている。深部になると空間分解能が低下しワイヤ像が大きくなるが，スペックルパターンも粗くなっているのがわかる。

スペックルの低減：スペックルは微小な散乱源からの散乱波の干渉によって生じるので，超

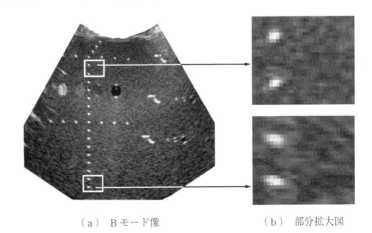

(a) Bモード像　　　　(b) 部分拡大図

図5.8　ワイヤファントムのBモード像と部分拡大図

音波の方向を変えたり，周波数を変えたりするとスペックルの出方は変わる。この性質を利用して，受信信号の周波数帯域を複数に分けて処理し，その後で加算するとスペックルは低減される。これを**周波数コンパウンド**という。また，異なる角度に超音波ビームを送受信するとスペックルは変わる。したがって，異なる角度に送受信して得た画像を加算することでスペックルは低減される。これを**空間コンパウンド**という。コンパウンド（compound）とは「合成」という意味である。

スペックルを低減するために，周波数コンパウンド技術や空間コンパウンド技術が用いられている。

5.5　S/N（信号対雑音比）

超音波診断装置にとって分解能と同様に重要なのが S/N（信号対雑音比）である。S/N が悪いと反射信号は雑音に埋もれて見えなくなってしまう。

S/N に最も大きく影響するのが生体組織での超音波の減衰である。減衰は伝搬距離が大きくなるほど大きくなり，減衰の dB 値は距離に比例する。したがって，生体の深部からの反射波はこの減衰の影響で小さくなり，雑音レベルになると識別できなくなる。一方，2.3.9 項の「生体組織での減衰」で説明したように，**生体組織での超音波の減衰は周波数が高くなるほど大きくなり，減衰の dB 値はほぼ周波数に比例する。**周波数が高いほど一般的に空間分解能は良くなるが，周波数が高いほど減衰が大きくなるので深部の S/N は悪くなる。視野の深さが必要な一般腹部用のプローブが 3.5 MHz 程度の周波数を用い，視野深度が浅くてもよい体表臓器用のプローブは 7.5 MHz から 12 MHz 程度の高い周波数を用いる理由は，この生体による減衰の周波数依存性と S/N との関係による。

雑音の要因には，プローブ自体から発生する雑音と受信回路系で発生する雑音がある。ともに本質的な雑音であるが，圧電体の選択や音響整合層の改善，低雑音前置増幅器の採用などで S/N 改善の努力が続けられている。サイドローブやグレーティングローブも本来の反射信号に重なる不要な成分という意味で雑音と見ることができ，これはアレイプローブの多素子化などでの改善が行われている。8 章で説明する高調波イメージングはサイドローブやグレーティングローブの影響を少なくする新しい技術である。

反射信号の強さは送信する超音波の強さに比例するので，当然，送信パワーが大きいほど S/N は良くなる。しかし，送信できるパワーの大きさは安全性の制約を受けるので，適正なレベル以内にしなければならない。

演習問題

(5.1) 超音波診断装置の分解能に関するつぎの文に適切な言葉を入れなさい。

1. 超音波診断装置の空間分解能は超音波の進行方向の分解能である [A] 分解能とこれに垂直な方向の分解能である [B] 分解能とに分けられる。後者は断層面内の [C] 分解能と断層面に垂直な方向の [D] 分解能に分かれる。
2. 超音波診断装置では信号の強さを [E] に変換して表示している。この表示上で微小な信号の強さの差を識別する能力を [F] という。
3. 超音波診断装置では1枚の断層像を作るのに必要な時間があり，その時間より短い時間変化は画像として表現できない。これを [G] 分解能という。この分解能は1秒間に表示できる断層像の数が多いほど良くなる。1秒に何枚の画像を表示できるかを [H] で表す。
4. ドプラ法では対象の動きの速さを表示するがどれだけの速さの分離識別能力があるかを [I] 分解能という。これは [J] が長いほど良くなる。

(5.2) 超音波診断装置に関するつぎの文で正しいのはどれか。

1. 一般に周波数が高いほど距離分解能は良くなる。
2. パルスの幅が長いほど距離分解能は良くなる。
3. 方位分解能は距離によらず一定である。
4. 濃度分解能はサイドローブやグレーティングローブの影響を受ける。
5. Bモードの時間分解能は走査線の数には関係しない。

(5.3) 超音波診断装置に関するつぎの文で誤っているのはどれか。

1. FFTドプラは一般にカラードプラのより速度分解能が良い。
2. ドプラ信号を検出するための繰り返しパルス数が少ないほど速度分解能は良くなる。
3. 組織の減衰は S/N に関係しない。
4. 周波数が高いほど深部の S/N は良くなる。
5. 超音波の送信パワーを大きくすると S/N は良くなる。

6. アーチファクトとその成因

　超音波画像には超音波の性質によって，また超音波の性質と体内の構造との関係によって，実際の体内の構造・性質そのものではないものが画像に現れることがある。これを**アーチファクト**という。アーチファクトとは偽像，すなわち偽の像という意味である。アーチファクトをよく理解していないと誤診する危険性がある。一方，アーチファクトが診断を容易にすることもある。したがって，超音波画像のアーチファクトの理解は非常に重要である。

　超音波画像におけるアーチファクトにはつぎのようなものがある。

① サイドローブアーチファクト
② グレーティングローブアーチファクト
③ 多重（反射）アーチファクト
④ ミラーアーチファクト
⑤ 音響陰影
⑥ 外側陰影
⑦ 屈折によるアーチファクト
⑧ スライス厚によるアーチファクト

以下，各アートファクトについてその成因を説明する。

6.1　サイドローブアーチファクト

　アーチファクトが音場に起因する場合は送信と受信の総合の音場が影響する。**図 6.1** に左上図中に示す短いパルス波の送受総合の遠距離音場の計算例を示す。メインローブの両脇に音圧レベルは小さいものの，空間的には広く分布したサイドローブが存在する。通常はメインローブに対する反射波が画像信号になるが，反射が周囲よりも強い部分があるとサイドローブからの反射信号がメインローブの位置に表示されアーチファクトとなる。その様子を模式化して示したのが**図 6.2** である。

　サイドローブアーチファクトは胆嚢によく現れる。**図 6.3** がその一例で，超音波ビームに

6.1 サイドローブアーチファクト

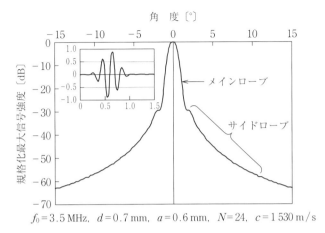

図 6.1 送受総合音場の計算例

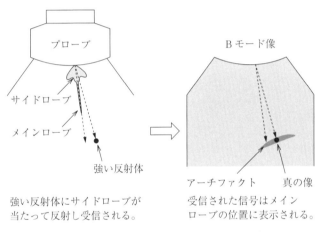

強い反射体にサイドローブが　　受信された信号はメイン
当たって反射し受信される。　　ローブの位置に表示される。

図 6.2 サイドローブアーチファクトのでき方

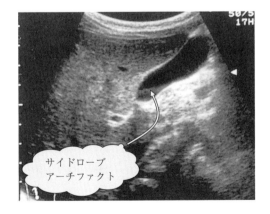

図 6.3 胆嚢内に現れたサイドローブアーチファクト

ほぼ垂直な胆嚢壁の強い反射によるサイドローブアーチファクトが胆嚢内部に現れている。胆砂などと間違わないよう注意する必要がある。

74   6. アーチファクトとその成因

6.2 グレーティングローブアーチファクト

アレイ振動子において，素子ピッチが十分細かくない場合にはグレーティングローブが現れる。**図 6.4** には左上図中に示す短いパルス波の送受総合遠距離音場の計算例を太い実線で示してある。この場合，角度 30° 方向に空間的に大きく広がったグレーティングローブがある。サイドローブアーチファクトの場合と同様に，強い反射体がグレーティングローブの方向に存在すると，その反射信号が受信されてメインビームの方向に表示される。これが**グレーティングローブアーチファクト**である。その様子を模式化して示したのが**図 6.5** である。サイドローブアーチファクトの場合は強い反射体のすぐ傍にできるので比較的にわかりやすいが，グレーティングローブアーチファクトは空間的にかなり離れたところにできるので注意が必要である。

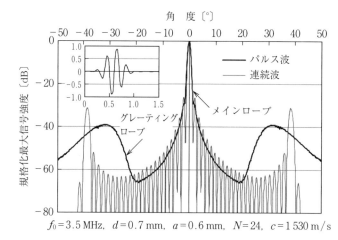

図 6.4　グレーティングローブのある送受総合遠距離音場の例

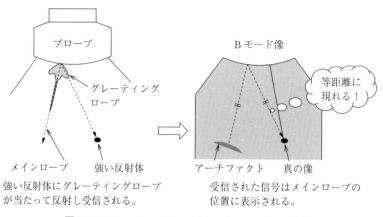

図 6.5　グレーティングローブアーチファクトのでき方

図6.4には連続波の送受総合遠距離音場も細い実線で示してあるが，連続波と短いパルス波ではグレーティングローブが最大になる角度や空間的広がりが異なっていることを示している。

グレーティングローブアーチファクトの実験画像の例を**図6.6**に示す。水中のワイヤを画像にすると，真のワイヤ像とは別に，空間的に離れた位置でかつグレーティングローブの方向のプローブ表面からの真の像までの距離と等しい距離に空間的に広がった反射信号が現れている。これがグレーティングローブアーチファクトである。

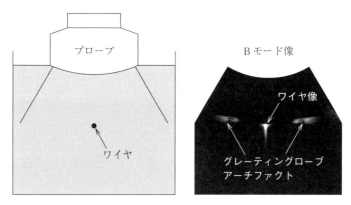

図6.6 水中ワイヤ像とグレーティングローブアーチファクト

6.3 多重反射アーチファクト

超音波伝搬路上の複数の境界で強い反射が起こると，それらの境界の間で反射を繰り返すことがある。これを多重反射という。多重反射があると，1回目の反射波から境界間の距離を1往復する時間だけ遅れた反射信号，あるいは2回，3回と複数回往復する時間の遅れた反射信号が現れる。体内にこのような構造物があると，多重反射した信号は真の信号に重なって表示されることになる。これが**多重反射アーチファクト**である。多重反射の様子とアーチファクトとを模式的に示したのが**図6.7**である。

多重反射がよく現れる部位として**図6.8**に示す胆嚢と頸動脈がある。特に多重反射が問題になるのは，図(a)に示す筋肉，脂肪などの体表層による多重反射が胆嚢に重なる場合である。この部分になんらかの所見がある場合に，多重反射アーチファクトによって見落とす危険性があるので注意が必要である。また，図(b)に示すように，多重反射アーチファクトは頸動脈でもよく見られる。ある種の胆石の後方にコメットエコーと呼ばれる彗星のように尾を引くエコーが現れることがあるが，これも胆石内での多重反射によるアーチファクトである。

76   6. アーチファクトとその成因

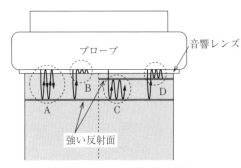

A：体内反射面とプローブ間の多重反射
B：音響レンズ内多重反射
C：体内反射面間の多重反射
D：複数の体内反射面と振動子表面間の多重反射

A，B，C，Dそれぞれの原因による多重反射アーチファクト

図6.7　多重反射アーチファクトの出方

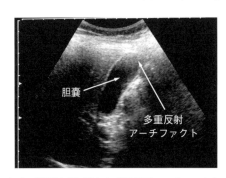
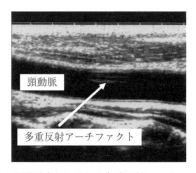

（a）胆嚢内部に現れる多重反射アーチファクト　（b）頸動脈内部に現れる多重反射アーチファクト

図6.8　多重反射アーチファクトの例

6.4　ミラーアーチファクト

　反射が原因で起こるアーチファクトに鏡面反射によって起こるアーチファクトがあり，**ミラーアーチファクト**と呼ばれている。鏡面反射を起こす部位として横隔膜がある。横隔膜によるミラーアーチファクトの出方を模式的に示したのが**図6.9**である。この例は，肝臓が横隔膜に接している部分を表している。横隔膜は平滑な筋肉の膜で，背面は肺であるため鏡面反射が起こりやすい。横隔膜の近辺の肝臓内に図に丸く示すような構造物があると，横隔膜を鏡にして，これを写したような超音波画像が横隔膜の後方に現れることがある。これがミラーアーチファクトで，その例が**図6.10**である。横隔膜の背後に血管像のアーチファクトが現れている。横隔膜が紙面に対して傾いていると，肝臓内には見えていない構造物が横隔膜の後ろに現れることもあるので，いつもこの図のような関係になるとは限らないので注意が必要である。

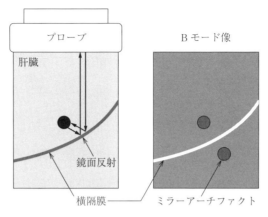

図 6.9　ミラーアーチファクトの出方

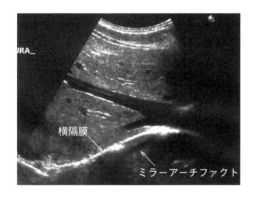

図 6.10　横隔膜の背後に現れたミラーアーチファクトの例

6.5　音響陰影と後方エコーの増強

　一般に，**図 6.11** に示すように，生体内に周囲組織よりも減衰あるいは反射の大きなものがあると，その後方の信号レベルが低下して影のようになる。これを**音響陰影**または**アコースティックシャドウ**（acoustic shadow）という。逆に周囲組織よりも反射および減衰の小さいものがあると，その後方の信号レベルは周囲よりも大きくなり高い輝度レベルになる。これを**後方エコーの増強**または**エコーエンハンスメント**（echo enhancement）という。

　音響陰影が高頻度に見られるのが胆石のある B モード像である。胆石のすべてではないが，胆石の中には音響インピーダンスが大きく，よく超音波を反射するものが多い。そのような胆石では，その背後に音響陰影が現れる。その例を**図 6.12** に示す。音響陰影はアーチファクトではあるが，胆石の診断に重要な役割を果たしており，このように診断の助けになるアーチファクトもある。

6. アーチファクトとその成因

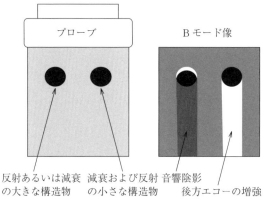

反射あるいは減衰　減衰および反射　音響陰影　後方エコーの増強
の大きな構造物　の小さな構造物

図 6.11　音響陰影と後方エコーの増強

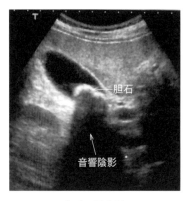
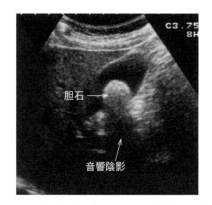

（a）混合石　　　　　　　　（b）純コレステロール結石

図 6.12　胆嚢結石症例（結石の種類によって音響陰影の出方が変わる。）
（資料提供：竹原靖明氏）

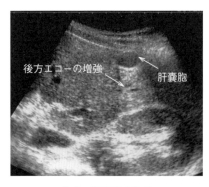
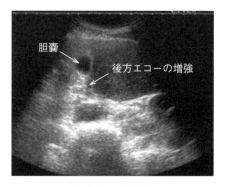

（a）肝嚢胞の後方　　　　　　　（b）胆嚢の後方

図 6.13　肝嚢胞の後方および胆嚢の後方に現れた後方エコーの増強

後方エコーの増強は減衰の少ない嚢胞の後方や胆嚢の後方などによく見られる。**図 6.13** に後方エコーの増強の例を示す。

6.6 外側陰影

超音波ビームが**図 6.14** に示されるような円形に近い構造物の側面に入射すると、側面における屈折および反射で後方の超音波ビームが乱れることがある。この超音波ビームの乱れにより側面の後方からの反射信号が弱くなると、帯状に黒く表現される。これが**外側陰影**で、乳腺腫瘍でよく見られる。乳がんにおける外側陰影の例を**図 6.15** に示す。

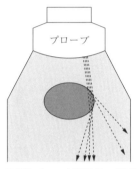
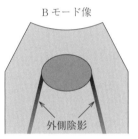

超音波ビームが構造物の側面の反射および屈折で乱れる。

超音波ビームが分散されて弱まるために反射信号が弱くなる。

図 6.14 外側陰影の出方

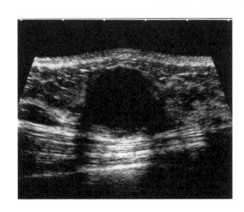

図 6.15 乳腺腫瘍での外側陰影の例
（資料提供：竹原靖明氏）

6.7 屈折によるアーチファクト

まれではあるが、超音波ビームの屈折によってアーチファクトが出ることがある。体表の筋肉層の構造に依存して筋肉層の境界での超音波ビームの屈折が原因で起こるアーチファク

トがその代表である。**図 6.16** にこれを模式的に示す。部位とプローブの当て方で図に示すような筋肉層が介在することがある。筋肉の音速が周囲組織より大きいために，このような場合には図示するように超音波ビームが屈折する。そのため，実際は一つしかない構造物がBモード上には二つあるように表現されてしまうことになる。かなり特殊なアーチファクトではあるが，このようなことも起こることは知っておくとよい。

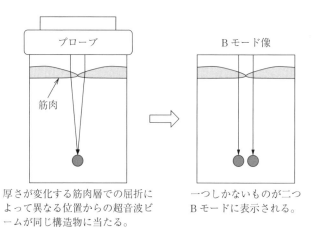

図 6.16　屈折によるアーチファクトの出方

6.8　スライス厚によるアーチファクト

超音波の断層像は，スキャン面と垂直方向の音場分布で決まる厚さ（スライス厚）内からの反射信号を重畳した形で表現されている。したがって，この厚さ内の異なる断面にあるものが同一断面上にあるように表現されてしまう。その例を**図 6.17** に示す。スライス厚が厚

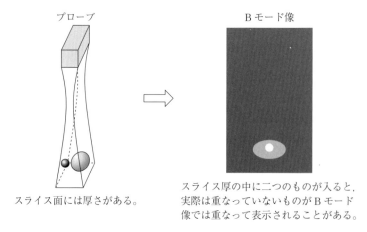

図 6.17　スライス厚によるアーチファクト

い場合，実際は空間的に分離している構造物がスライス厚内に入ると，Bモード上ではそれらが重なって表現されることになる．実際は同一面上にないものを同一面内にあるように表現してしまうという意味でアーチファクトといえる．超音波ガイド下で穿刺を行う場合，穿刺針の先端が本当にターゲットを捉えているかどうかという場合に注意が必要になる．

CTやMRIでも同じ現象が起こる．断層像はスライス厚内の情報が重畳されているものであるという基本的な理解のもとで，画像を見る必要がある．

演 習 問 題

(6.1) つぎの文で誤っているのはどれか．
1. サイドローブアーチファクトはアレイ振動子に特有のアーチファクトである．
2. グレーティングローブアーチファクトは素子ピッチが細かいほど発生しやすい．
3. ミラーアーチファクトは横隔膜近辺でよく見られる．
4. 音響陰影は胆石の後方に見られることが多い．
5. 多重反射アーチファクトは胆嚢や頸動脈などで発生することが多い．

(6.2) アーチファクトの原因を説明しているつぎの文の ＿＿＿ の中に適切な言葉を入れなさい．
1. 生体内に胆石など周りの組織と ＿A＿ がかなり異なるものがあるとその境界で超音波が強く ＿B＿ され後方の超音波が減衰する．そのためその物体の後方からの反射信号が弱くなって音響陰影ができる．
2. アレイ振動子において素子間の ＿C＿ がちょうど ＿D＿ の整数倍になる角度では，各素子から発生した超音波は ＿E＿ で重なるために強め合って発生するのがグレーティングローブで，このグレーティングローブによって生じるのがグレーティングローブアーチファクトである．
3. 体表の筋肉層や脂肪層の境界面などでは ＿F＿ の違いによって超音波の ＿G＿ が起こる．この超音波がプローブ表面や組織境界面で再び ＿H＿ してそれが付加的な反射信号の発生源となって生じるのが多重反射アーチファクトである．多重反射がよく現れる部位として ＿I＿ と ＿J＿ があげられる．
4. 平滑で固有音響インピーダンスの異なるものがあると超音波はその境界で ＿K＿ を起こす．こうして発生した超音波が付加的な信号を発生させるのがミラーアーチファクトである．
5. 円形に近い対象物の辺縁に超音波が入射すると，その境界で超音波が ＿L＿ および ＿M＿ し，その後方の超音波ビームが乱れる．この超音波ビームの乱れよって陰影が発生するのが外側陰影である．外側陰影は ＿N＿ などでよく見られる．

7. 適用部位によるプローブの選択とその理由

超音波診断装置はさまざまな適用部位に対して用いられている。適用部位に応じて選択されるプローブは異なる。

本章では，超音波診断装置の適用部位，主なる対象臓器と目的に応じたプローブの選択，およびその理由について説明する。

7.1 適用部位と選択されるおもなプローブ

超音波診断装置は，臓器内に空気があって超音波不適用な肺野を除いてほとんどの部位で多くの臓器を対象に用いられている。操作方法は，超音波プローブを体外で操作する体外操作，食道，直腸などの体腔からプローブを操作する体腔内操作，血管内にプローブを挿入して操作する血管内操作，および手術中に操作する術中操作に大別できる。使用するプローブは，操作法および対象部位あるいは臓器によって目的に合ったプローブが選択される。**表7.1**に部位および対象臓器とおもに選択されるプローブを示す。

表7.1 対象部位・臓器とおもに選択されるプローブ

操作	部位	おもな対象臓器	おもに選択されるプローブ	走査方式	周波数〔MHz〕
体外	腹部	肝臓・胆嚢 膵臓・脾臓	コンベックスプローブ	C	3.5～5.5
	胸部	心臓	セクタプローブ	S	2.5～3.5
	体表	乳腺・甲状腺	高周波リニアプローブ	L	7.5～15
体腔内		子宮・卵巣	経腟プローブ	C	5.0～6.0
		前立腺	経直腸プローブ	C, L	5.0～6.0
		胃壁・膵臓	体腔内プローブ	MR, C, ER	7.5～10
血管内		血管	血管内プローブ	MR, ER	20～40
術中		各種臓器	各種術中プローブ	L, C	7.5～10

C：コンベックス走査，S：セクタ走査，L：リニア走査，ER：電子ラジアル走査，MR：機械ラジアル走査

7.2 プローブの選択とその理由

プローブの選択に当たって基本的なことは，基本性能に加えて必要な視野の広さと深さ，および体表接触性である．**表 7.2** にプローブの方式と基本性能，視野，体表接触性を示す．プローブの空間分解能は一般に周波数が高いほど良くなる．しかし，周波数が高くなると減衰がほぼ周波数に比例して大きくなるので，視野深度が取れなくなる．また，視野すなわち B モード画像の形状としては，広い視野が必要な場合はコンベックスプローブが望ましく，限られた狭いところから超音波を入れる必要がある場合はセクタプローブが望ましい．視野深度が比較的浅い場合は，体表との接触性および体表での視野を重視してリニアプローブが選択される．

以下，おもな対象部位で選択されるプローブについてその選択の理由を説明する．

表 7.2 プローブ方式と基本性能，視野，体表接触性

		コンベックス	リニア	セクタ
基本性能	S/N	連続集束技術を用い，深度に合わせて送受信口径を変えることができるため，口径に制約のあるセクタに比べ深部での S/N では有利．	コンベックスと同様	口径に制約があるためコンベックス，リニアに比べ，深部での S/N で不利になる．
	方位分解能	連続集束技術を用い，深度に合わせて送受信口径を変えることができるため，口径に制約のあるセクタに比べ方位分解能が良い．	コンベックスと同様	口径に制約があるためコンベックス，リニアに比べ方位分解能が劣る．特に，深部での分解能が悪くなる．
	距離分解能	基本的に周波数と送信パルスによって決まるが，深部の S/N がセクタに比べ勝るので，低周波数成分を除去するとセクタより深部の距離分解能を良くできる．	コンベックスと同様	口径の制約でコンベックス，リニアに比べ深部での S/N が悪くなるため低周波数成分も使用するので，一般に深部の距離分解能はコンベックス，リニアに劣る．
視野		体表でも広く，深くなるに従ってさらに広がっていくので，他のプローブに比べ視野が広い．	体表での視野幅はコンベックスと同等であるが，深さによって変わらないので，深部での視野幅はコンベックス，セクタに劣る．	体表は点になり，そこから扇状に広がっていくので深部での視野幅は広いが，体表近辺では非常に視野幅が狭い．
体表接触性		接触面が凸形状なので柔軟性のある腹部では体表接触性に問題はないが，頸部や乳房などの体表臓器では体表接触性に問題がある．	接触面が平坦なので腹部はもちろん問題ないが，頸部や乳房などの体表臓器でも体表接触性を維持できる．	先端部が小さいので，肋骨の間でも体表接触性を確保できる．

7.2.1 腹　　部

腹部では 15 cm から 20 cm ほどの視野深度と広い視野幅が必要になる。この目的には**図 7.1 に示すコンベックスプローブ**が適している。深い視野深度が必要なので**周波数は 3.5〜5.5 MHz が標準的**に使われている[†]。周波数をもっと高くすると空間分解能は良くなるが、組織での減衰によって視野深度が不足してしまう。コンベックスプローブは視野が広いだけでなく表面が凸型になっているために、プローブを押すことで診断の妨げになる腸管ガスを避けやすいこともそのメリットにあげられている。

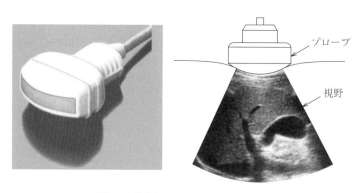

図 7.1　腹部用コンベックスプローブ

7.2.2 胸　部─心　臓

心臓の観察を体外から行う場合は、肋骨と肋骨の間でしかも肺で覆われていない部分から超音波を入射させなければならない。そこで、**図 7.2 に示すような先端部口径の小さなセクタプローブ**が用いられる。必要な視野深度は 15 cm 程度になるので、組織による減衰との兼ね合いで周波数は **2.5〜3.5 MHz** が多い。

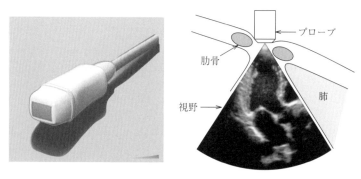

図 7.2　心臓用セクタプローブ

[†] コンベックスプローブが開発される前は、国内ではおもにリニアプローブが腹部に用いられ、米国などでは腹部用のセクタプローブも多用されていた。現在は、腹部用としてはコンベックスプローブがおもに用いられるようになっている。

7.2.3 体　　表

乳腺，甲状腺，抹消血管などを対象とする**体表用プローブ**は視野深度が 3 〜 4 cm 程度と浅いので，組織の減衰の影響が腹部に比べ小さくなる。そこで，空間分解能の良い高周波数のプローブが用いられる。周波数は **7.5 MHz から 10 MHz 程度**であるが，最近はさらに周波数の高いプローブも出てきている。また，プローブ形状は深部での拡大が必要ないので，体表接触性を重視して**体表用リニアプローブ**が用いられる（**図 7.3**）。

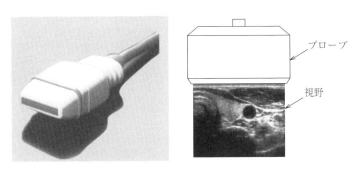

図 7.3　体表用リニアプローブ

▶▶▶応用・発展

台形スキャン法：リニア走査とセクタ走査を組み合わせてリニアプローブで**図 7.4** のように台形状の視野を形成する方法を台形スキャン（trapezoidal scan）法という。リニアプローブの視野を拡大したい場合に使用されることがある。

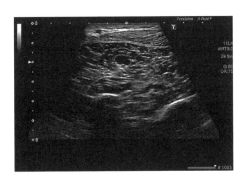

図 7.4　台形スキャンの画像

7.3　その他の各種プローブ

前節ではおもなプローブについて説明したが，適用部位や適用目的によってさまざまなプローブがある。ここではいくつかの例を示すので，多様なプローブがあることを理解するための参考にしてほしい（**図 7.5**）。

86   7. 適用部位によるプローブの選択とその理由

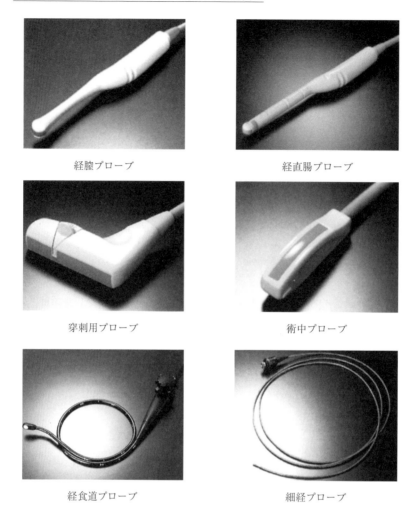

図 7.5　各種プローブ

演 習 問 題

(**7.1**) 超音波診断装置のプローブに関するつぎの組み合わせで一般的でないものはどれか。
1. 腹　部 ——— コンベックスプローブ ——— 7.5 ～ 10 MHz
2. 体　表 ——— リニアプローブ ——————— 3.5 MHz
3. 心　臓 ——— セクタプローブ ——————— 2.5 ～ 3.5 MHz

(**7.2**) プローブ選択に関するつぎの文の ◯ の中に適切な言葉を入れなさい。
1. 腹部でコンベックスプローブが用いられる理由として，その形状によって広い 〔 A 〕 が得られること，操作がやりやすいこと，また圧迫によって体腔内の 〔 B 〕 を排除しやすいことなどがあげられる。また，周波数として 〔 C 〕 近辺の比較的低い周波数が選ばれるのは

10数cmから20cmという深い深度まで観察する必要があり，高周波では組織による ☐D☐ が大きいために必要な視野深度が得られないためである。

2. 心臓でセクタプローブが用いられるのは，心臓が ☐E☐ および ☐F☐ に覆われているため超音波を入射させることができる空間が限られているからである。入射部分は狭いが視野が ☐G☐ になっているので深部では十分な視野が確保できる。また，成人心臓用セクタプローブの周波数として ☐H☐ が用いられるのは腹部の場合と同様に必要な ☐I☐ と組織による ☐J☐ との関係による。小児心臓用では必要な視野深度は浅いのでより高周波数のセクタプローブが用いられる。

3. 乳腺，甲状腺などを対象とする体表用プローブとしてリニアプローブが用いられるのは観察に必要な ☐K☐ が浅いので深部の視野を広げる必要があまりないこと，また表面が平らなほうが操作しやすいことによる。周波数として ☐L☐ が用いられるのは周波数が高いほど一般に ☐M☐ が良く，一方，組織による ☐N☐ は視野深度が浅いために問題が少ないからである。

8. 医用超音波技術の進展

　医用超音波技術も他の医用イメージング技術と同様に進歩し続けている。ここでは医用超音波技術の進展として，すでに臨床的に用いられている高調波イメージング，造影超音波，3次元表示，超音波エラストグラフィ，その他の技術について説明する。

8.1　高調波イメージング（THI）

　超音波診断装置に使われているレベルの強さの超音波を水中に放射すると，図8.1に示すように，伝搬するに従って最初放射された超音波周波数の2倍，3倍の周波数を持つ**高調波**が発生していることが観測できる。これは超音波の**非線形効果**によるものである。生体に放射された超音波の場合も強さによって発生の程度は異なるものの，この非線形効果によって高調波が発生する。高調波成分だけを取り出し，音場分布を調べると，図8.2に示すように，基本波成分と比較してメインローブが細くなり，サイドローブが小さくなっている。グ

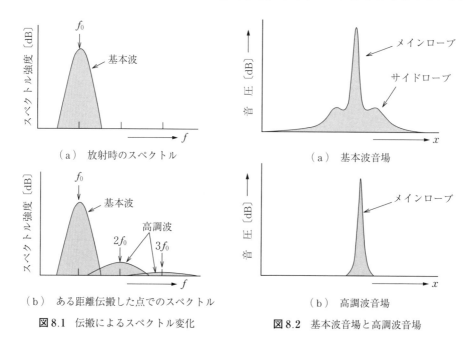

（a）放射時のスペクトル

（b）ある距離伝搬した点でのスペクトル

図8.1　伝搬によるスペクトル変化

（a）基本波音場

（b）高調波音場

図8.2　基本波音場と高調波音場

レーティングローブにも同様なことが起こる。これは非線形現象が音圧の大きなところでは強く起こり，音圧の低いところではあまり起こらないという非線形効果の性質による。したがって，高調波成分だけを取り出して画像を作ると空間分解能が良く，サイドローブおよびグレーティングローブの影響の少ない画像が得られることになる[†]。

▶▶▶応用・発展

非線形現象と高調波発生の定性的理解：一般に応力 T とひずみ S の関係は弾性定数 $\bar{c}$ を用いて $T=\bar{c}S$ と表されるが，これは振幅が小さい範囲について成り立つことで，それが成り立つ範囲を応力とひずみが比例関係にあるので線形領域という。振幅が大きくなると $T=\bar{c}S+\bar{c}'S^2+\bar{c}''S^3+\cdots$ というように応力とひずみの関係は線形でなくなる。この様子を図 8.3 に示す。音速 c は一般に弾性定数 $\bar{c}$ と密度 ρ を用いて $c=\sqrt{\bar{c}/\rho}$ で表されるが，非線形性を考慮し，弾性定数をひずみに依存するとして $\tilde{c}(S)$ と表すと，音速は $c=\sqrt{\tilde{c}(S)/\rho}$ となる。これは音速がひずみの大きさで変わることを表している。媒質が液体の場合は**体積弾性率** $\tilde{K}(S)$ が $\tilde{c}(S)$ に対応する。音波の振幅が大きくなると，正の応力（圧縮応力）の振幅の大きな部分では K が非線形性によって大きくなるため音速は振幅の小さい部分より速くなり，逆に，負の応力（引張り応力）側では振幅の大きい部分は振幅の小さい部分より音速が遅くなる。したがって，**図 8.4** に示すように，伝搬するに従って音圧波形は変形する。この波形をフーリエ変換して周波数成分を見ると 2 倍高調波，3 倍高調波が発生していることがわかる。

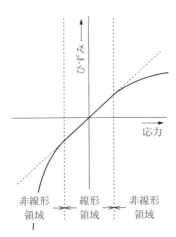

図 8.3　応力とひずみの関係

[†] 高調波成分を取り出す方法：高調波成分だけを取り出す方法としては，受信信号を高域通過型フィルタを通して基本波成分を除去する方法がある。また，送信波形の正負を反転させて 2 回送信し受信信号を加算すると基本波成分は正負が反転しているのでゼロになり，高調波成分だけを取り出すことができる。前者を**フィルタ法**，後者を**パルスインバージョン法**という。

90   8. 医用超音波技術の進展

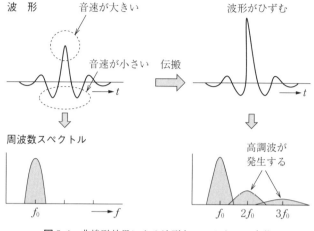

図 8.4　非線形効果による波形とスペクトルの変化

　高調波成分を取り出して B モードを表示する高調波イメージングは一般に **THI** と呼ばれているが，これは tissue harmonic imaging の頭文字をとったもので，**ティッシュハーモニックイメージング**ともいわれる。通常の基本波成分が主体の B モード像と同一部位の THI の画像を**図** 8.5 に示す。

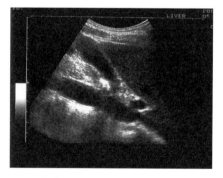 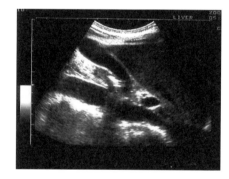

（a）4.2 MHz 基本波 B モード　　　　　　（b）5 MHz THI モード

図 8.5　通常の B モード像と THI 像の比較例

　図 8.5（a）の通常の B モード像と図（b）の THI 像を比較すると，THI のほうが胆嚢の内腔が明瞭で胆嚢壁の描出も優れている。このように，THI は空間分解能が良く，コントラストが明瞭で良好な画像になる。これはメインビームがシャープになり，かつ，サイドローブ，グレーティングローブの影響が少なくなっていることによる。一方で，非線形効果による高調波成分を用いるので信号強度は基本波に比べて当然低く，また基本波に比べて周波数が高いので伝搬中の減衰も大きい。したがって，S/N 的には不利になるということは知っ

ておいたほうがよい．最近の超音波診断装置にはTHI技術が搭載されているものが多くなっており，日常的な診断に活用されている．

▶▶▶応用・発展
差音および高調波を利用する非線形イメージング法：図8.6(a)で示される従来の高調波イメージング法では，破線で示したプローブの帯域内の低い周波数帯を使って中心周波数f_0の超音波パルスを送信し，その2倍高調波を受信してイメージングに使用する．一方，図(b)では，帯域内の低い周波数帯を用いて中心周波数f_1のパルス，帯域内の高い周波数帯を利用して中心周波数f_2のパルスを同時に送信する．そうすると，非線形効果によってf_1とf_2それぞれの高調波が発生するだけでなく，f_1とf_2の差音および和音も発生する．プローブ帯域内の差音（f_2-f_1）およびf_1の高調波成分（$2f_1$）をイメージングに利用する．差音も非線形効果によって発生するので，グレーティングローブやサイドローブが少ないために低アーチファクトでコントラストが良いという高調波イメージングの特徴は維持され，一方，周波数は低いので組織による減衰が2倍高調波より少ないので，従来の高調波イメージングのS/N不足，到達深度不足の問題をカバーできるというメリットがある．

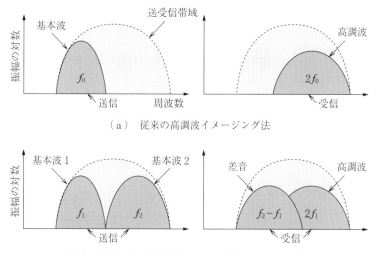

(a) 従来の高調波イメージング法

(b) 差音と高調波を利用する非線形イメージング法

図8.6 従来の高調波イメージング法と差音と高調波を利用する非線形イメージング法

8.2 造影超音波

　超音波のBモード像は，生体内組織の比較的小さな音響インピーダンスの差に起因する反射波や散乱波を受信することで得られている。生体内に音響インピーダンスの大きく異なる空気やガスを微小な泡状にして多数注入すると強い反射・散乱が起こり，Bモード像で明瞭に認識できるようになる。このような材料を**超音波造影剤**という。炭酸ガスを泡状にして注入する方法はかなり昔から研究レベルで行われていた。近年になって超音波造影剤の開発が進み市販されるようになった。**図8.7**に超音波造影剤の顕微鏡写真を示す。これは，アルブミンと呼ばれる蛋白質の薄い膜が気泡を覆った構造になっている。直径が数μmであるため，静脈から注入しても肺を通過して動脈系に入ることができる。**図8.8**に造影剤を用いた腹部画像の例を示す。図（a）は，造影剤注入後44秒のBモード像で→で示される円形の腫瘍は血流豊富なため周囲より早く造影剤が入り込み白く染影されている。図（b）は，造影剤注入後320秒のBモード像である。肝臓の実質部に造影剤が流入して白く染影され，腫瘍の部分は造影剤が流れ去ったために逆に黒く浮かび上がって見えている。このように造

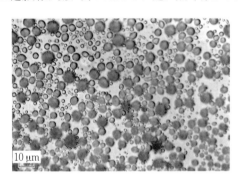

図8.7　超音波造影剤の顕微鏡写真

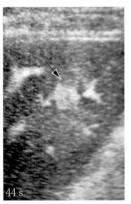 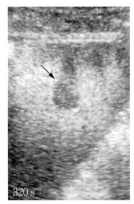

　　（a）注入後44秒　　　　　（b）注入後320秒
図8.8　超音波造影剤を用いた腹部のBモード像

影剤を用いることによって，通常のBモードでは識別が容易でないものも識別が容易になっている。超音波造影剤を用いた撮像法を**造影超音波**という。

▶▶▶応用・発展

超音波造影剤：現在，日本で臨床使用可能な超音波造影剤としてペルフルブタンガスを用いた**ソナゾイド**（Sonazoid）があり，肝臓応用には2007年から，乳房応用には2012年から保険適用になっている。気泡径は$2 \sim 3\,\mu m$とされている。

超音波造影剤の挙動：超音波造影剤には，① 強い散乱を起こす，② 振動して高調波を発生する（中音圧），③ 壊れてしまいその前後で相関がなくなる（高音圧），という振る舞いがあるが，それに加えてクッパー細胞[注]に取り込まれるという性質もある。これらの振る舞いが造影イメージングに使用される。

（注）クッパー細胞（Kupffer cell）とは，肝臓を構成する微小組織の一つで，類洞に存在するマクロファージの一種である。クッパー細胞は，物質の貪食取込みを行う免疫機能を有する。（フリー百科事典『ウィキペディア（Wikipedia）』より）

造影イメージングの方法：造影効果を背景組織から識別しやすくするために高調波を利用するハーモニックイメージング法と，壊れることで相関がなくなることを利用するLOC（loss of correlation）法がおもに使用される。また，肝臓では造影剤投与から10分程度過ぎても造影効果が持続するが，これは造影剤がクッパー細胞に取り込まれているため起こる造影効果と考えられ，クッパーイメージングといわれている。

8.3　リアルタイム3次元表示

X線CTの画像は，位置の情報が正確に得られるため早い段階から3次元表示が行われてきた。超音波の場合は，プローブを動かすことで走査位置を変えているので位置情報が単純には取れない。そのため，超音波の3次元表示は研究レベルにとどまり，一般的には普及しなかった。しかし，最近になって位置情報が正しく取れる方法が開発され，3次元表示が容易にできるようになってきた。単純な方法は，**図8.9**（a）に示すように，プローブヘッドをハウジング内で機械的に揺動する方法である。もう一つの方法は，図（b）に示すように，多数の微小な振動子を2次元的に配置した**2次元アレイプローブ**を用い，電子走査で超音波ビームの方向を立体的に動かす方法である。これらの方法で走査してすぐに，あるいは走査しながらリアルタイムで3次元像が見られるようになった。**図8.10**に図8.9（a）の走査方法で得られた胎児の3次元像を示す。胎児の様子が非常によくわかる。また，**図8.11**は肝静脈が分岐する様子を血管内部から3次元的に観察するように表示した例である。CTではフライスルー技術としてよく知られているが，超音波でも同様な表示が可能となっている。

94   8. 医用超音波技術の進展

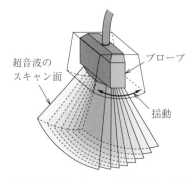
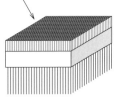

（a） 機械的にプローブを走査する方法　　（b） 電子的に超音波ビームを
　　　　　　　　　　　　　　　　　　　　　　　3次元的に走査するための
　　　　　　　　　　　　　　　　　　　　　　　2次元アレイプローブ

図 8.9　3次元走査の方法

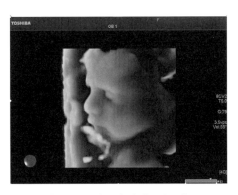

図 8.10　胎児の超音波3次元像

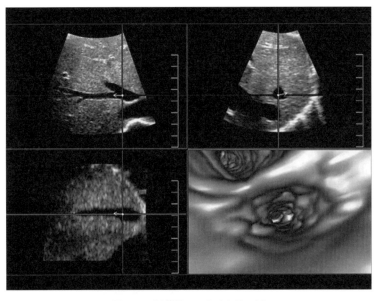

図 8.11　肝静脈の3次元表示の例

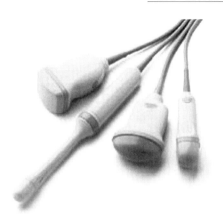

図 8.12　種々の 3 次元表示用プローブ

8.4　超音波エラストグラフィ

　最近の技術の一つに，組織の弾性的な性質を画像化する超音波エラストグラフィがある。超音波エラストグラフィには大別して，力を加えて発生する組織のひずみを用いる方法と音響放射力によって発生する横波の伝搬速度を用いる方法に分けられる。前者を **strain imaging**（ひずみイメージング），後者を **shear wave imaging**（横波イメージング）という。

　（**a**）　**strain imaging**（ひずみイメージング）　　strain imaging では，外部から力を加え他の組織の変位からひずみを求める。図 8.13 はその原理を示すもので，図（a）は加圧なしの状態を表し，図（b）は加圧して組織が変形した状態を示している。同じ走査線上の加圧のない状態と加圧した状態の受信波形を自己相関法などを用いて解析し，図（c）に示すよ

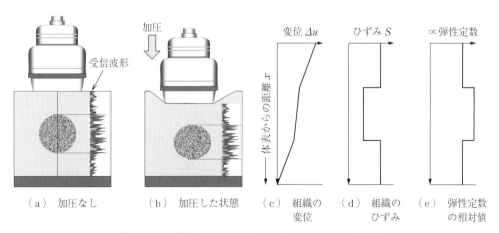

（a）加圧なし　　（b）加圧した状態　　（c）組織の変位　　（d）組織のひずみ　　（e）弾性定数の相対値

図 8.13　超音波エラストグラフィ（strain imaging の原理）

うに各点の位置の変化，すなわち変位 Δu を求める．変位 Δu とひずみ S には，2章式 (2.1) で示したように

$$S = \frac{\Delta u}{\Delta x} \tag{2.1}$$

の関係があるので，変位 Δu の勾配から図 (d) のようにひずみ S が求まる．ひずみ S と応力 T は 2 章式 (2.3) で示したように，弾性定数 $\bar{c}$ を介して

$$T = \bar{c} S \tag{2.3}$$

という関係がある．したがって，組織に加わった応力が一定であれば，ひずみが大きいということは弾性定数が小さいことを意味し，ひずみが小さいということは弾性定数が大きいということを意味しており，ひずみの大きさが組織の弾性的な性質を表すことになる．各走査線上でひずみの大きさを求めて 2 次元画像表示すればひずみの分布，言い換えると変形のしやすさを表す strain imaging（ひずみイメージング）になる．

また，加圧すると組織は移動して変形する．加圧したときの組織の移動速度を v とすると，加圧中の時間 Δt での変位 Δu は

$$\Delta u = v \Delta t$$

で与えられるので，ひずみは移動速度に比例する．この原理を用いて，加圧したときの組織の移動速度を組織ドプラ法で求めて組織のひずみの分布を表示するという方法もある．

（**b**） **shear wave imaging（横波イメージング）**　図 8.14 は shear wave imaging の原理を示す図である．超音波プローブから強い集束超音波を送信すると集束点近傍に音響放射力が発生して，この力による圧縮ひずみが発生する．圧縮ひずみが発生した側面にはせん断ひずみが発生し，これが横波の起振源になって横波が集束超音波ビームと垂直な方向に減衰しながら伝搬していく．この横波による組織の変位を画像データから求めて横波の音速を求める．横波の音速 c_t は，ずれ弾性率（剛性率）G と密度 ρ を用いてつぎのように表される．

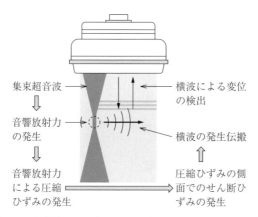

図 8.14　超音波エラストグラフィ（shear wave imaging の原理）

$$c_t = \sqrt{\frac{G}{\rho}} \tag{8.1}$$

したがって，横波の音速から組織のずれ弾性率（剛性率）に関する情報が得られる。

音響放射力を発生させるポイントをずらしなら音響放射力によって発生する横波の速度を各点で求めることにより，組織のずれ弾性率の分布に対応した shear wave imaging が得られる。

超音波エラストグラフィは乳腺腫瘍の鑑別診断などへの応用が進んでいるが，他の臓器への応用も進展している。

なお，最近 MRI でも体表面から振動を加え，位相情報を利用して振動の伝搬を捉えることで組織の弾性をイメージングする MR エラストグラフィが開発されている。

8.5　その他の最近の技術進歩

以上説明した以外にも，心筋の相対的な動きを捉え各部のひずみを画像化して梗塞部位の診断に応用する技術（心筋ストレインイメージング），微小な石灰化を捉えて乳腺腫瘍の診断に応用する技術など，さまざまな新しい技術の開発が続いている。

新しい技術の例として，音速の最適化技術を紹介する。超音波画像の構成はある音速を設定して時間と距離を対応させて行っている。しかし，生体の音速は組織による違いや固体差もあり，装置が設定した音速が最適とは限らない。図 8.15 の左は装置があらかじめ設定した音速で構成した画像，右は左の画像に対して音速を自動的に変えて最も適切な音速となる値を見つけ出して構成した画像を示している。音速を最適化した画像の特に深い部分が明瞭になっているのがわかる。

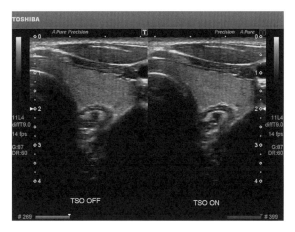

図 8.15　音速最適化：左が通常画像，右が音速の自動最適化画像

演 習 問 題

(8.1) つぎの文の □ の中に適切な言葉を入れなさい。

1. THI（テッシュハーモニックイメージング）は超音波の □A□ によって生体内で発生する □B□ をイメージングに用いる。THIの特長は □C□ が良いこと，および，□D□ や □E□ の影響が少ないために □F□ が良いことである。ただし，通常の基本波を用いる方法と比較すると □G□ 的には不利になる。

2. 超音波の造影イメージングには微小な □H□ や □I□ を多数含む材料である超音波造影剤を生体内に注入することによって行われる。造影剤は □J□ が周囲と大きく異なるために超音波の強い □K□ が起こる。そのため造影剤が存在する部分からの強い信号が得られる。造影剤のサイズが十分小さいと造影剤は □L□ を通過できるので □M□ からの注入で □N□ に入ることができる。

3. 超音波のリアルタイム3次元表示にはプローブを □O□ に動かす方法と，□P□ を用いて3次元的に超音波ビームを電子スキャンする方法がある。

9. 超音波の安全性

9.1 強力超音波の医療応用

図9.1に音波を用いた結石破砕装置の原理図を示す。大きな面積を持つ圧電振動子から超音波を送信し集束させると、超音波の強度が非常に大きくなる。焦点を体内の結石に合わせて超音波を送信すると結石が破砕されて粉々になる。粉々になった結石は尿管を通って自然に排出されるので、結石を除去するために手術をする必要がない。もし、結石ではなく正常組織に焦点をもってくればその組織は破壊されてしまう。つまり、この例から理解してもらいたいことは、超音波は無制限に安全なわけではないということである。

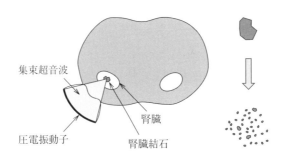

図9.1 音波を用いた結石破砕装置の原理図

結石破砕装置と同じような構成で体外から集束超音波で病変を照射し、病変部の温度を上昇させることによって病変組織を凝固・壊死させて治療する集束超音波治療装置があり、子宮筋腫の治療などに用いられている。

結石破砕装置は超音波の機械的作用、集束超音波治療装置は超音波の熱的作用が用いられている。超音波診断装置に使われる超音波の強さは上述の装置で使われるレベルよりはるかに低レベルではあるが、それでも機械的作用や熱的作用には配慮が必要になる。

9.2 超音波の機械的作用と熱的作用

9.2.1 超音波の機械的作用

超音波が伝搬しているとき,媒質の各点は超音波の周波数で正の圧力と負の圧力を繰り返している。超音波が強くなりある限界を超えて大きな負圧になるとその点で瞬間的に気泡が発生し,正の圧力に変わったときにその気泡がつぶれて消滅するという現象が起こる。これをキャビテーションという。気泡がつぶれるときに瞬間的・局所的に大きな力が発生する。この現象は組織に損傷を与える危険性がある。そこで,この現象に関わる超音波の強さを評価する指標としてメカニカルインデックス,MI(mechanical index)が用いられており,MIの値が基準を満たすことが超音波診断装置が認可あるいは承認される条件の一つになっている。

MIは以下のように定義されている。

$$\mathrm{MI} = \frac{\mathrm{PNP}}{\sqrt{f}} \tag{9.1}$$

ここに,PNP(peak negative pressure)は組織による減衰を考慮した†超音波の最大負音圧で,単位はMPa(メガパスカル),fは超音波の中心周波数で単位はMHzである。

日本の厚生労働省および米国のFDA(食品医薬品局)では,超音波診断装置の認可あるいは承認のためのMIの最大値を1.9としている(ただし,眼科用は最大0.23)。同時に,MIが1以上になりうる装置の場合はMI値が0.4以上のときにそのMI値を表示しなければならないことになっている。

9.2.2 超音波の熱的作用

超音波が吸収されるとそのエネルギーは熱に変わる。吸収される超音波エネルギーは,吸収減衰の大きな組織ほど,超音波の振幅が大きいほど,また超音波の継続時間が長いほど,大きくなる。組織の温度上昇は吸収されたエネルギーの量だけでなく組織の熱的性質(熱伝導率や血液潅流など)にも依存する。

超音波の熱的作用に関係するパラメータとして,時間的に平均した空間ピーク強度であるI_{SPTA}(spatial peak time-averaged intensity)が用いられる。厚生労働省および米国FDAの認可,あるいは承認の条件は,組織による減衰を考慮したI_{SPTA}の最大値が720 mW/cm²以下であることとなっている。

---

† 水中で測定された値に対して,組織の減衰定数を0.3 dB/(cm·MHz)として減衰の影響を入れ込むことになっている。0.3 dB/(cm·MHz)という値は2章表2.7に示した組織の減衰定数に対応している。

また，組織の温度上昇に直結する指標としてサーマルインデックス，TI（thermal index）がある。サーマルインデックスは組織の温度上昇が1℃になる超音波出力に対する現在の超音波出力の割合を示す。温度の上昇は軟部組織と骨では大きく異なるので，超音波がおもに軟部組織を伝搬する場合のTIをTIS（soft tissue thermal index），軟部組織を通った先にある骨に超音波ビームの集束点がある場合のTIをTIB（bone thermal index），超音波の入射する体表付近に骨がある場合のTIをTIC（cranial bone thermal index）と分けている。TIが1以上になりうる装置の場合は，TIが0.4以上のときにそのTIを表示しなければならない。

以上のように，超音波自体は無制限に安全なわけではないが，超音波診断装置では超音波の機械的作用および熱的作用を考慮して組織への損傷が起こらないように配慮がなされているので，安全に使えるようになっているということを理解してほしい。

演 習 問 題

(9.1) つぎの文で誤っているのはどれか，二つ選べ。
1. 超音波はどれだけ強くしても組織に損傷を与えることはない。
2. 超音波診断装置は胎児の診断にも使える。
3. TI（サーマルインデックス）は超音波の熱的作用の指標である。
4. MI（メカニカルインデックス）には超音波の最大負音圧が関係する。
5. 超音波診断装置は常にMI，TIを表示しなければならない。

(9.2) つぎの文の [   ] の中に適切な言葉を記入しなさい。
1. 超音波が強くなりある限界を超えて大きな負圧になるとその点で瞬間的に [A] が発生し，正の力に変わったときにその [A] がつぶれて消滅するという現象が起こる。これを [B] という。[A] がつぶれるときに瞬間的・局所的に大きな力が発生する。この現象は組織に [C] を与える危険性がある。そこで，この現象に関わる超音波の強さを評価する指標として [D] が用いられており，[D] の値が基準を満たすことが超音波診断装置が認可あるいは承認される条件の一つになっている。日本の厚生労働省および米国のFDA（食品医薬品局）では，超音波診断装置の認可あるいは承認のためのMIの最大値を [E] としている。[D] が1以上になりうる装置の場合は [D] が [F] 以上のときにその値を表示しなければならないことになっている。
2. 組織の温度上昇に直結する指標として [G] がある。[G] は組織の温度上昇が1℃になる超音波出力に対する現在の超音波出力の割合を示す。[G] が1以上になりうる装置の場合は，[G] が [H] 以上のときにその値を表示しなければならない。

索　引

【あ】

アコースティックシャドウ	77
アーチファクト	72
圧電セラミック	24
圧電体	23
圧電単結晶	25
アナログ-デジタル変換	59
アレイ状探触子	25
アレイ振動子	25, 31
アレイファクタ	31
アレイプローブ	25

【い】

位相検波回路	59
位相検波器	59

【え】

エコー	2
エコーエンハンスメント	77
エコー装置	2
エリアシング	39
エレメントファクタ	31
遠距離音場	26, 27

【お】

応力	6
折り返し現象	39
音圧	6
音圧透過係数	15
音圧反射係数	15
音響陰影	77
音響インピーダンス	12
音響エネルギー	9
音響整合層	23, 25
音響パワー	9
音響レンズ	13, 14, 29, 51
音響レンズ方向方位分解能	66
音源	11
音場	26
音場分布	26
音速	5, 7
音速最適化	97
音波	1, 4

【か】

回折	14, 18
角周波数	6
加算器	59
可聴音	1
可変遅延線	49
カラーアンジオ	53
カラーコード化	53
カラードプラ	52
観測時間	68

【き】

吸収	18
球面波	10
共振周波数	24
魚群探知機	2
距離分解能	63
近距離音場	26, 27
金属探傷機	2

【く】

空間コンパウンド	70
空間分解能	63
屈折	12
屈折角	12
屈折によるアーチファクト	79
クッパー細胞	93
クラッタフィルタ	54
グレースケール	46
グレースケール表示	47
グレーティングローブ	32, 33
グレーティングローブアーチファクト	74

【け】

経食道プローブ	86
経腟プローブ	82, 86
経直腸プローブ	82, 86
ゲイン	60, 61
ゲイン補正	61
血管内プローブ	82
結石破砕装置	99
減衰	17, 19

【こ】

減衰定数	18
減衰量	19
検波回路	59

高周波リニアプローブ	82
高速フーリエ変換	38
高調波	18, 88
高調波イメージング	88
高分子圧電体	25
後方エコーの増強	77
行路差	33
固定反射除去フィルタ	54
固有音響インピーダンス	7, 11
コンベックス走査	48
コンベックスプローブ	82, 84

【さ】

細径プローブ	86
サイドローブ	29
サイドローブアーチファクト	72
サーマルインデックス	101
サンプリング周波数	39
サンプリング定理	39
散乱	16, 18
散乱波	16

【し】

時間分解能	63, 67
指向性	26
周期	7
集束	14
集束音場	30
周波数	1, 6, 7
周波数コンパウンド	70
周波数スペクトル	20, 21
受信系電子回路	58, 59
受信系のダイナミックレンジ	46
受信遅延回路	59
術中プローブ	82, 86
シンク関数	28
信号対雑音比	70

索引

心臓用セクタプローブ		84
振幅		4

【す】

スキャンコンバータ		59
スキャン方向方位分解能		65
スネルの法則		12
スペックルの低減		69
スペックルパターン		69
スライス厚		80
スライス厚によるアーチファクト		80

【せ】

正弦波		7
セクタ走査		48
セクタプローブ		82, 84
穿刺用プローブ		86
線スペクトル		21
前置増幅器		59

【そ】

造影イメージング		93
走査		46, 47
操作パネル		57, 58, 60
送信系電子回路		58
送信遅延回路		59
速度分解能		63, 68
速度／分散演算回路		59
組織ドプラ		54
外側陰影		79
ソナー		2
ソナゾイド		93
粗密波		5

【た】

体腔内プローブ		82
台形スキャン法		85
対数圧縮		46, 59
対数増幅器		59
体積弾性率		89
ダイナミックレンジ		46, 47
体表用プローブ		85
体表用リニアプローブ		85
多重反射アーチファクト		75
多段集束		66
縦波		5
弾性定数		6

【ち】

超音波		1
超音波エラストグラフィ		95
超音波造影剤		92, 93
超音波探触子		25
超音波の機械的作用		100
超音波の熱的作用		100
超音波プローブ		24

【て】

デジタル信号処理		59
デジタルスキャンコンバータ		59
デジタル超音波診断装置		59
デシベル		19
テッシュハーモニックイメージング		90
点音源		10
電子コンベックス走査		48
電子集束		30, 50
電子偏向		49
電子リニア走査		48

【と】

透過		12, 15
ドプラ効果		34
ドプラ偏移		35, 36
ドプラ偏移周波数		35, 37
トラックボール		61

【な】

ナイキスト周波数		39

【に】

入射角		12

【ね】

ネーパー		19

【の】

濃度分解能		63, 67

【は】

媒質		4
波数		6
バースト波		21
バーストパルス波		21
波長		4, 7
波面		10
パルスインバージョン法		89
パルス繰り返し周波数		52
パルスドプラ		38, 39
パルス波		21
パルス発生器		59
パルス幅		21, 65
パワードプラ		53
パワーの透過率		15
パワーの反射率		15
反射		12, 15, 18
反射角		12
反射法		2
半値幅		21, 29

【ひ】

ひずみ		6
ひずみイメージング		95
非線形イメージング法		91
非線形現象		89
非線形効果		18, 88
ビーム幅		29
表示装置		58, 59
表示のダイナミックレンジ		46
表示モード		44, 61
標本化定理		39
表面波		5

【ふ】

フィルタ法		89
腹部用コンベックスプローブ		84
フーリエ逆変換		21
フーリエ変換		21
フリーズ		61
フレーム数		52
プローブ		58, 82, 83, 86
分解能		63

【へ】

平面波		10
並列同時受信		68
ベッセル関数		28
変位		4

【ほ】

ホイヘンスの原理		11
方位分解能		63, 65
ボディマーク		60, 61

【み】

水の音速		8, 9
ミラーアーチファクト		76

【め】

メインローブ		29

メカニカルインデックス 100	リニア走査 47, 48	**【数字】**
メカニカルセクタ走査 49, 50	リニアプローブ 85	1次のベッセル関数 28
メカニカル走査 49	粒子速度 4	2D ドプラ 52
メカニカルラジアル走査 49, 50	粒子点 4	2次元アレイプローブ 93
	粒子変位 4	3次元表示 93
【よ】	臨界角 13	
横波 5	**【れ】**	
横波イメージング 96	レイリー散乱 16	
【ら】	レート周波数 52	
ラジアン 6	レートパルス発生器 59	
【り】	連続集束 66	
リアルタイム性 51	連続波 20	
	連続波ドプラ 38, 39	

【A】	DSC 59	**【N】**
A/D 変換 59	D モード 52	Np 19
A モード 44	**【F】**	**【P】**
【B】	FFT 38	PNP 100
B, M 同時モード 45	FFT 回路 59	**【S】**
B モード 46, 47	FFT ドプラ 38	S/N 70
【C】	**【I】**	sinc 関数 28
CFM 53	I_{SPTA} 100	STC 61
CMUT 25	**【M】**	**【T】**
CPU 58	MI 100	TDI 54
【D】	MTI フィルタ 54, 55	THI 90
dB 19	M モード 45	TI 101

―― 著 者 略 歴 ――

佐々木　博（ささき　ひろし）
- 1965年　東北大学工学部電子工学科卒業
- 1968年　東北大学大学院修士課程修了（電気通信工学専攻）
- 1971年　東北大学大学院博士課程修了（電気通信工学専攻），工学博士
- 1971年　東北大学助手
- 1980年　東北大学助教授
- 1981年　株式会社東芝入社
- 1990年　株式会社東芝医用機器事業部医用機器技術研究所所長
- 1993年　株式会社東芝医用機器事業部技師長
- 1995年　株式会社東芝医用機器事業部統括技師長
- 1997年　株式会社東芝首席技監
- 1999年　株式会社東芝医用システム社首席技監
- 2002年　国際医療福祉大学教授
-         現在に至る

飯沼　一浩（いいぬま　かずひろ）
- 1961年　東北大学工学部通信工学科卒業
- 1963年　東北大学大学院修士課程修了（電気通信工学専攻）
- 1966年　東北大学大学院博士課程単位取得満期退学（電気通信工学専攻）
- 1966年　東北大学助手
- 1968年　工学博士（東北大学）
- 1970年　東北大学助教授
- 1971年　株式会社東芝入社
- 1982年　株式会社東芝医用機器事業部医用機器技術研究所所長
- 1987年　株式会社東芝医用機器事業部技師長
- 1993年　株式会社東芝首席技監
- 1997年　国際医療福祉大学教授
- 2012年　国際医療福祉大学名誉教授

診療放射線技師を目指す学生のための　医用超音波論
The Basics of Medical Ultrasound for Students Aiming to Become Radiological Technologists
　　　　　　　　　　　　　　　　Ⓒ Hiroshi Sasaki, Kazuhiro Iinuma　2015

2015年2月13日　初版第1刷発行　　　　　　　　　　　　　　　　★

検印省略	著　者	佐々木　　　　博
		飯　沼　一　浩
	発行者	株式会社　コロナ社
	代表者	牛来真也
	印刷所	新日本印刷株式会社

112-0011　東京都文京区千石 4-46-10
発行所　株式会社　コ ロ ナ 社
CORONA PUBLISHING CO., LTD.
Tokyo　Japan
振替 00140-8-14844・電話 (03) 3941-3131 (代)
ホームページ　http://www.coronasha.co.jp

ISBN 978-4-339-07238-9　（大井）　（製本：愛千製本所）
Printed in Japan

本書のコピー，スキャン，デジタル化等の無断複製・転載は著作権法上での例外を除き禁じられております。購入者以外の第三者による本書の電子データ化及び電子書籍化は，いかなる場合も認めておりません。

落丁・乱丁本はお取替えいたします

ME教科書シリーズ

(各巻B5判，欠番は品切です)

- ■日本生体医工学会編
- ■編纂委員長　佐藤俊輔
- ■編纂委員　稲田　紘・金井　寛・神谷　瞭・北畠　顕・楠岡英雄
  戸川達男・鳥脇純一郎・野瀬善明・半田康延

記号	配本順	書名	著者	頁	本体
A-1	(2回)	生体用センサと計測装置	山越・戸川共著	256	4000円
A-2	(16回)	生体信号処理の基礎	佐藤・吉川・木竜共著	216	3400円
A-3	(23回)	生体電気計測	山本尚武・中村隆夫共著	158	3000円
B-1	(3回)	心臓力学とエナジェティクス	菅・高木・後藤・砂川編著	216	3500円
B-2	(4回)	呼吸と代謝	小野功一著	134	2300円
B-3	(10回)	冠循環のバイオメカニクス	梶谷文彦編著	222	3600円
B-4	(11回)	身体運動のバイオメカニクス	石田・廣川・宮崎・阿江・林共著	218	3400円
B-5	(12回)	心不全のバイオメカニクス	北畠・堀編著	184	2900円
B-6	(13回)	生体細胞・組織のリモデリングのバイオメカニクス	林・安達・宮崎共著	210	3500円
B-7	(14回)	血液のレオロジーと血流	菅原・前田共著	150	2500円
B-8	(20回)	循環系のバイオメカニクス	神谷　瞭編著	204	3500円
C-2	(17回)	感覚情報処理	安井湘三編著	144	2400円
C-3	(18回)	生体リズムとゆらぎ ―モデルが明らかにするもの―	中尾・山本共著	180	3000円
D-1	(6回)	核医学イメージング	楠岡・西村監修 藤林・田口・天野共著	182	2800円
D-2	(8回)	X線イメージング	飯沼・舘野編著	244	3800円
D-3	(9回)	超音波	千原國宏著	174	2700円
D-4	(19回)	画像情報処理（Ⅰ） ―解析・認識編―	鳥脇純一郎編著 長谷川・清水・平野共著	150	2600円
D-5	(22回)	画像情報処理（Ⅱ） ―表示・グラフィックス編―	鳥脇純一郎編著 平野・森共著	160	3000円
E-1	(1回)	バイオマテリアル	中林・石原・岩﨑共著	192	2900円
E-3	(15回)	人工臓器（Ⅱ） ―代謝系人工臓器―	酒井清孝編著	200	3200円
F-1	(5回)	生体計測の機器とシステム	岡田正彦編著	238	3800円
F-2	(21回)	臨床工学(CE)とME機器・システムの安全	渡辺　敏編著	240	3900円

以下続刊

A	生体用マイクロセンサ	江刺正喜編著
C-4	脳磁気とME	上野照剛編著
D-6	MRI・MRS	松田・楠岡編著
E-2	人工臓器（Ⅰ） ―呼吸・循環系の人工臓器―	井街・仁田編著
F	地域保険・医療・福祉情報システム	稲田　紘編著
F	医学・医療における情報処理とその技術	田中　博編著
F	病院情報システム	石原　謙著

定価は本体価格+税です。
定価は変更されることがありますのでご了承下さい。

図書目録進呈◆